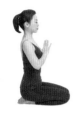

松开紧绷的身体，释放淤积的情绪

情绪排毒

54组 呼吸 —— 伸展 —— 练习

疏通身体排情绪的毒，找回自信心、安全感、行动力

王羽暄
身心疗愈瑜伽师

著

海南出版社
HAINAN PUBLISHING HOUSE

版权所有　不得翻印

版权合同登记号：图字：30-2017-086 号

　　图书在版编目（CIP）数据

　　情绪排毒 / 王羽暄著 . —— 海口：海南出版社，
2018.9

　　ISBN 978-7-5443-8213-7

　　Ⅰ . ①情… Ⅱ . ①王… Ⅲ . ①瑜伽 – 基本知识 Ⅳ .
① R793.51

　　中国版本图书馆 CIP 数据核字 (2018) 第 183173 号

情绪排毒

作　　　者：王羽暄
监　　　制：冉子健
责任编辑：周　萌
策划编辑：洪紫玉
责任印制：杨　程
印刷装订：北京盛彩捷印刷有限公司
读者服务：蔡爱霞　郄亚楠
出版发行：海南出版社
总社地址：海口市金盘开发区建设三横路 2 号　邮编：570216
北京地址：北京市朝阳区黄厂路 3 号院 7 号楼 101
电　　话：0898-66830929　010-64828814-602
邮　　箱：hnbook@263.net
经　　销：全国新华书店经销
出版日期：2018 年 9 月第 1 版　2018 年 9 月第 1 次印刷
开　　本：787mm×1092mm　1/16
印　　张：12.5
字　　数：115 千
书　　号：ISBN 978-7-5443-8213-7
定　　价：59.80 元

从伸展中找到自我觉醒

瑜伽不只是呼吸与放松，它是"觉醒"，是达到"至上意识"的法门之一，瑜伽的所有门派及其所有教导都必须指出这个方向，如果不是，那所谓的瑜伽也只是挂上瑜伽之名的、拉拉筋、伸展伸展身体的运动而已。

当今，瑜伽老师多如天上繁星，为了生存与生活，出花招、拼价格、搞噱头者众。搞神秘、搞门派、投机取巧、哗众取宠、挂羊头卖狗肉……种种"瑜伽现象"充斥大街小巷。有设备豪华的大店，有主妇兼差的家庭教学，也有走唱卖艺式的流浪"师"，甚至还有连什么是"瑜伽"都不知道的"师"，其中还不乏"名师"之辈，名师很有"名"，但名师不一定明白瑜伽真实意义，不一定亲证，此"名师"非彼"明师"。

"明师"不出久矣！"明师"不一定是财团商业利益捧出来的名人，不一定是影视、文学、网络媒体高度曝光的"大师"！"明师"拥有自信，以及高度的自我要求，对课程有很深的体会与实证，且对所讲"身体力行"。明师不在乎名，明师自己付出很高学费不断修炼，明师本身必然是高徒。明师不在乎你要不要学习，一旦入门学习，他的严谨，你要完全配合，你不配合会赶你出门，你要退学他不退费！他只知道他要教出高徒，不在意自己是不是"名师"，明师完全不在乎你心目中的他！

可惜，现在这种"师"很少！现在只剩下赚取商业利益的老师，不敢要求学员的老师，害怕没有学员的老师，想尽办法招生搞噱头、做广告的老师，弄来各种学历、结业证书来招生的老师！他们不是用自己的真实体悟来教导学生，他们只是知识传播者，如果是这样，我们只需要网络，不需要"人师"。

　　在我看来羽暄老师就是"明师"。她有明师的风范，谦虚、好学、精进。她教的瑜伽是"觉醒"，从身心的觉知开始教导练习，她深具德行与耐性，巨细靡遗，能说、能写、能教，能说出她的体悟，能写出她的亲证，尤其她深知如何教导运用体位与操练辅助学员进入"觉醒之路"。她不需求高高在上的名，不汲汲营营于利，她务实、平凡，只看头衔的学员无缘她的法门，没有耐心的学员学不到她的精髓，不依"法"练习的学员无法融入她的亲证与体悟。羽暄老师是一位称得上是"明师"的导师。

光之灵　邱征毅

Junjih

学会不被负面情绪牵引地生活

　　瑜伽，不仅是一种运动，更是关乎怎么面对自己的身体与心灵的方式。瑜伽，是连结、是呼吸、是身心灵的合一。"身"是身体，"心"是意识，"灵"是灵性本我。

　　瑜伽，是一种通过身体，让心宁静的安住，连结灵性本我（至上意识）的方法。让呼吸与心连结，目的是看清原本的真面目。只要回到自己身上，所有的答案都能找到，只要安静下来，放松、呼吸、回到身体，答案就会浮现。回顾这十年，一路以来，我一直在寻找着那身心合一的可能……

　　"皮拉提斯"奠定了我对身体结构认识的扎实根基；"芳香疗法"让我发现身体与心灵间那微妙的连结；而"瑜伽"为我开启了这扇通往内在的大门。这是一趟通过身体回归自己，连结灵性本我的旅程，过程中，我不断地学习，不断地想找出那身心合一的关键，这所有不断往外寻找与学习的过程，都在2011年时停止了，取而代之的是，让我真正且更深入那条通往自我内在之路。

　　心灵的本质原本就属于清明、喜悦与宁静，但是"我"所创造出来的念头和情绪，都是让心纷乱的主要原因，唯一能做的就是通过心的修炼，让自己安住于稳定与清明的力量中。

若没有能力靠近和安定自己的心，上再多的心灵课程，有多么好的信仰，也只是一种心灵安慰剂，离开那样的空间，依然如故地生活在自己的惯性、轮回中，感觉无效或被骗也只不过是迟早的事情。到头来，就只是不断地停留于大脑的学习，从这一间灵性商店再到下一间灵性快餐店，不断地向外求。如果不愿意如实地回来面对自己，降伏自己纷乱的心，终究无法进入真正的心灵的本质！

因为如此，这些年，我"重新"也"从心"地调整自己，一步一步踏实地往前走；这些年，我再次回归到原点，将简单的事物重复做；这些年，我用我的生命验证人生中的每一门功课。过程中，受伤过也痛过，也曾彻底地毁灭过，也因为这样，让我愿意放下一切我执，实实在在地回到自己身上，从心爱自己。

而那些曾经是大脑中所学的知识，通过一连串事件的淬炼，我去体验、去验证，慢慢地都转化成为身体的一部分，转化成为生命的一部分，因为如此，我的生命也像毛毛虫般破茧成蝶。生命很短暂，过程却很漫长，所有人生的烦恼，都是我们自己制造出来的，所有生命的现象，都是协助我们成长最好的过程。

当我们愿意放下大脑中所有的知见，不被过去的经验所捆绑，不被负面情绪所牵引，愿意让自己实实在在且用心活在每一个现在，愿意不断地放松、呼吸、回到自己的身体上。你将会发现，你的人生开始有所不同，你将会发现，这时候的你才有能力从心爱自己。

持瑜伽心，修行在生活，才是最真实的一件事。"修"是修炼你的心，"行"是付出身体的行动，所以修行其实就是在生活中修心。期许大家都能把所学、所知带入生活里，走出文字，进入生活。所有的分享不是为了让大家看到我，而是希望通过我，让大家回到自己身上、看向自己，为自己做点改变。

感谢我的恩师"光之灵"邱征毅老师，在这条路上指引着我：

我愿以这样的关爱，陪伴着大家，
我愿在这条觉醒的路上，与大家分享我的体悟，
我愿成为一道光，与大家在喜悦中携手同行，

我，走在我的天命之路上，分享体悟、回归自在、从心运命，
心灵的觉醒，始终来自身体的觉醒，
双手合十，回到心，从心爱自己。

羽暄 Ziele

2016 年 12 月于中国台北

目录

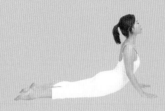

Part 1 | 松开紧绷的身体
排情绪的毒

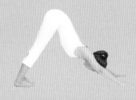

Part 2 | 开启身体脉轮能量
的日常练习

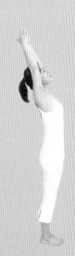

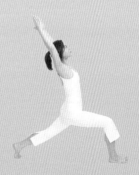

Part 3 | 排除毒素、调理身心
的伸展操

Part 4 | 找回身心平衡 的实证分享

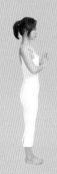

Part

松开紧绷的身体
排情绪的毒

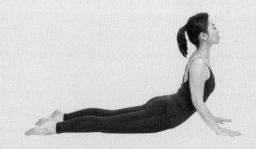

该照顾的不只是身体，还有情绪

负面情绪是影响人体健康的重要因素，人体80%的问题都来自于不良情绪，这些负能量，都会变成有形的毒素，堵塞在我们的身体之中。

负面情绪是一种毒，累积久了就容易生病

我们的身体拥有天然的代谢平衡系统、免疫系统、循环系统、呼吸系统等，会帮助我们将体内多余或不需要的老旧物质与毒素排出体外。当体内的毒素含量不高，我们的排毒系统没有遭到破坏、呈现平衡状况时，这些进入体内的毒素会被溶解在血液或胆汁中，再由肝脏、肾脏、肠、皮肤等相应的器官负责解毒，最后通过尿液、粪便、呼吸、汗水排出体外。

但是，如果这些排毒的器官运作不正常，且失衡了，毒素就会累积在身体里面而无法排出体外，由此一来容易出现即使没生病，却总觉得心灵很累的状况出现。一般说来，当我们觉得身体不舒服时，会寻找对应症状的科别，像感冒就吃感冒药或去耳鼻喉科挂号一样；如果心理上觉得疲倦，我们可能什么事都不做，或是睡一觉，期待醒来就会变好。

现在种种研究皆已经证实，身体的健康状态与心理有着密不可分且互相影响的关系，当心理的压力升高时，人体的免疫力会降低，进而增加细菌及病毒

感染的机会。

身心的平衡运作，才是真正的健康

很多人会以为，"身体"和"心灵"是两套不同的系统，各自独立作业。我们靠吃东西、喝水、运动、睡觉等等，维持身体的运作，让体内拥有足够的燃料来提供我们日常的生活，同样的，心灵也需要养分来滋养，我们每一个想法、念头和观念等，都是喂养心灵的重要养分。

"身体"和"心灵"并非如我们想象那样分别独立运行的，其实两者之间存在着密不可分的关系。身体是一个有机体，随时想要跟自己的内在心灵做连结，只是在忙碌的生活步调下，往往被我们忽略了。

至于身心交互影响的状态，最容易说明的例子就是身心症。身心症可能是心理影响生理，也可能是生理出了状况，而让心理不舒服。身心症可能导致的疾病很多，像是偏头痛、气喘、胃溃疡等。换个角度思考，当你头痛时，因为身体不舒服，心情自然不会好到哪里去；如果心情不好、情绪压力大，心跳不由地自主加快，呼吸变得短浅，也可能导致头痛发生。

由此可见，身体和心灵两大系统，不仅并存，还会共同作业。稳定的生活作息，让身体可以正常运作；保持心灵的力量，才能支撑我们每天身心愉悦地生活。

伸展运动，具有平衡身心的力量

身体和心灵的关系，我们可以从运动来说明，好比跑步过后，情绪上觉得振奋舒畅；做完瑜伽练习后，感觉喜悦宁静。为什么越来越多人参与慢跑或瑜伽（或两者皆有）运动？原因之一在于这些通过身体，进而与心灵连结的活动，可以平衡我们身心的需求与渴望。

身、心、灵，三者都是一种能量的展现。"身"是肉体，最外显及容易控制；"心"是意识，你可以闭上眼睛，感受思想与情绪的运行；最后，最精巧也最重要的就是"灵"，是灵性本我，是灵魂的质量，或许现在的你看不见也感觉不到，但它却真实存在于我们身体之内。身、心、灵的三种能量必须和谐平衡地运作，才能达到真正的健康。

调节身体的脉轮能量，
赶走疲劳忧郁

古印度的生命智慧——"阿育吠陀"，将身心灵的能量，沿着人体的中央轴心，分为七个脉轮（chakra，简称CK），这七个脉轮是影响肉身重要的枢纽，是身体与心灵的接点，每个脉轮都对应着不同的身心状态，分别影响我们的情绪、神经、免疫、内分泌、循环等系统，后续我们会有更详细的解说。

高度压力、快速的步调，使现代人身心都失衡了

现代生活充满各种压力与挑战，这些外力不断影响我们的身心能量。想象一下，你拿出一支牙膏要挤出，却忘记打开盖子，当你用力挤压牙膏管身时，牙膏一定会从管子的其他地方被挤出来，可能是从某处破损的管身，也可能是从牙膏的底部，更可能整个爆裂开来喷得到处都是，这就如同人体面对压力却没有被好好释放的状态（盖着盖子的牙膏），一定会从最脆弱的地方（某个或某些失衡的部位）被挤压反映出来。

想象你是这条牙膏，累积着被压抑的情绪或过度使用自己的身体，长期处在这样身心压力之下，没有为自己空出时间来放松、好好处理内在的冲突，于是反映在身体最脆弱的地方，可能是肠胃系统、免疫系统或是睡眠出现问题；在心灵上，可能变得忧郁、暴躁或紧张，情绪无一不开始失衡。如果这样的压力持续下去，压抑久了，就很容易转化成疾病。

明明没生病，为什么还是觉得累？

你有过这样的经验吗？明明睡得很多，但一觉起来仍觉得全身疲倦，或是醒来时脑袋昏沉，仿佛越睡越累。说不出自己的身体有什么大问题，但小毛病不断，有时这里酸、那里痛，而且反复发生，但去医院检查，也检查不出个所以然。

如果上述状况不断出现甚至反复发生，可能代表你的脉轮能量已经失衡了！举例来说，如果生理期不顺、内分泌失调，代表位于身体下腹部的"下腹轮"能量失调；如果常常觉得头痛、头昏脑涨，代表位于额头中央的"眉轮"出了问题，需要重新调理，找回能量的平衡。

当你觉得"内在"有些问题时，也代表着自身能量的失衡。举例来说，觉得自己不被爱，常常会觉得没有安全感，莫名的不安、焦虑，这代表你的"海底轮"能量失衡，而且可能到达萎缩的程度；如果常常觉得有口难言，无法好好表达心中所想，则是位于颈部的喉轮能量失衡。

别忽视身体发出的警报

我们天天都在使用着这个身体，然而却忘了感谢它对我们的付出。身体比我们所知道的还更有智慧，因为所有维持生命延续下去的功能，都是由身体自主地去运作，例如心跳、呼吸、消化、排泄等。如果需要我们有意识地去控制这些功能的运作，相信我们早把自己搞到乱七八糟了，因为我们会因为忙碌、生气、哀伤、焦虑等而忘了呼吸；只是胡乱地把食物吞进去肚子里，而忘了要好好消化、分解，更别说要将食物转换成有用的养分，分配提供给全身的系统。

随着过度地使用身体、情绪的累积，脉轮慢慢产生失衡的现象。所有的身心疾病都不是一天造成的，多半来自长期不正常的生活习惯，日积月累而产生。不正常的生活习惯，例如环境污染、过度忙碌、作息不正常摄取不当的食物等，轻微的失衡时，带来稍微的不适感，例如、头昏、小感冒、全身无力、偶尔便秘等，都是身体传递的信息，提醒我们要反求诸己。这个"己"即是"自己"，是正在呼救的身体与心灵。如果我们总是"已读不回"身体传出的信息，慢慢地这些小问题就会累积成为疾病。

总是开心不起来？请重视心灵的疲倦问题

早上起床时，想到又要面对接下来的一整天，就觉得提不起劲来；面对同事、家人，甚至是朋友，总有些想要说却又说不出口的话，如鲠在喉，这些负面和无法释放的情绪，是造成心灵疲惫最主要的原因。每当我们压抑悲伤、愤怒、不满等，这些负面情绪会转换成毒素进入我们的体内，流动于肌肉和血液中，更有甚者，在身心的互相影响下，心灵的问题很容易导致身体的疾病。

如果能调整自己身体的脉轮能量，就能缺而补之、剩而卸之。借由脉轮，不仅可以了解自己全面的身心状态，进而利用对应的脉轮瑜伽动作，调整自身的能量状态，在其中找到身心灵的平衡，这也是本书最希望带给读者的核心内容。

探索人体的七大脉轮能量

关于脉轮，早在古印度的传统医学 VEDA《吠陀经》里，就已经有了详尽的记载。每一个脉轮都通过神经、内分泌、经络等系统，供应及储存相对应的组织、腺体和器官的能量。

而现代医学也发现，这几个脉轮的位置其实相对应于人体脊柱上的主要神经丛（Plexus），是控制我们身体主要的枢纽，像是顶轮和眉心轮对应的是整个大脑区域，喉轮对应颈神经丛，心轮对应臂神经丛，脐轮对应腰神经丛，生殖轮对应荐神经丛（骶神经丛），海底轮对应尾骨神经丛。

练习平衡脉轮的能量

自古印度时期开始，瑜伽修行者便通过呼吸法、体位法、冥想唱诵，去启动与平衡自身的脉轮能量，让自身与宇宙的能量网络，和谐地融合流动着。

我们已经了解了身体与心灵的关系，也知道借助脉轮瑜伽有助于平衡我们身心的能量，不过"脉轮"究竟是什么呢？我们要如何察觉它的存在？在我们肉眼可见的身体之中，存在着一套无形的灵性系统，像是一张能量网络，可说是生命力的源头（即梵文说的 Prana，在印度医学与瑜伽里代表着生命能量），并借助能量通道（Nadis）传递到全身上下。

左脉、右脉、中脉，人体三脉的能量

身体内主要的能量通道（Nadis）有三个，称之为"三脉"，它们各自拥有不同的能量。

又称"阴脉""月脉""月亮通道""水脉""心智脉"。其位于身体的左侧，自脊椎底左侧螺旋蜿蜒而上到左鼻孔，再绕至右脑。左脉主要传递记忆、情绪等灵性层面的能量，包括掌管"愿望能力"的力量。如果能量不平衡且偏向左脉时，容易出现负面的情绪与想法。

又称"阳脉""日脉""太阳通道""火脉""物质脉"。其位于身体的右侧，自脊柱底右侧螺旋蜿蜒而上到右鼻孔，再绕至左脑。右脉主要与肉体、物质层面较有关系，传递思维、理性、行动力等能量。如果能量不平衡且偏向右脉时，容易有较强的物欲，脾气较会高涨易怒。

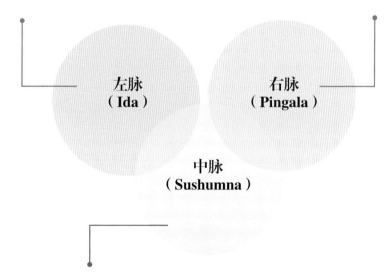

左脉
（Ida）

右脉
（Pingala）

中脉
（Sushumna）

中脉在脊椎的前方，从脊椎底端，沿着脊椎前方到达头顶。中脉又称为喜乐之源，代表一种中庸、平衡的能量。大部分的人处于中脉未开启的状态，仅使用左右两脉的能量，而且因为无法平均使用，因此形成很多不同的人格。

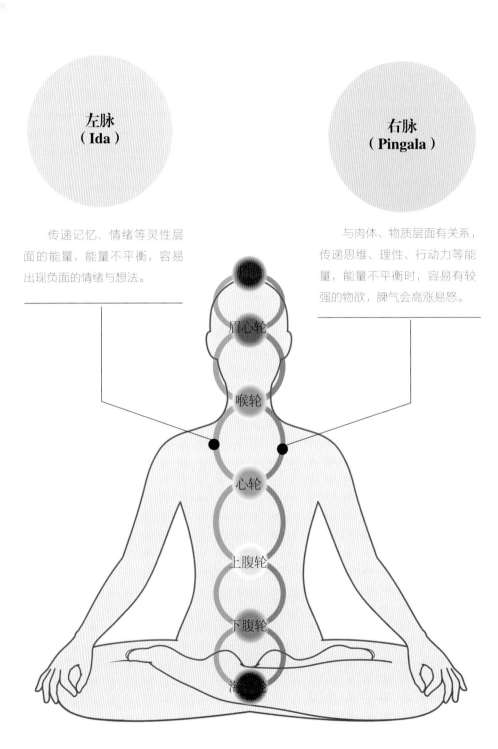

左脉
（Ida）

传递记忆、情绪等灵性层面的能量，能量不平衡，容易出现负面的情绪与想法。

右脉
（Pingala）

与肉体、物质层面有关系，传递思维、理性、行动力等能量，能量不平衡时，容易有较强的物欲，脾气会高涨易怒。

顶轮

眉心轮

喉轮

心轮

上腹轮

下腹轮

海底轮

每个人皆拥有七大脉轮能量

在城市的街道中，数条街交会的中心被称之为"十字路口"或"圆环"。身体主要能量通道的左脉、右脉和中脉也有交会处，而交会的地方就是"脉轮（Chakra，简称 CK）"。"Chakra"源自梵文，意思是"轮、圆圈、转动轮子"，因此又称为生命之轮。体内共计有七个脉轮，从下而上顺序为：海底轮、下腹轮、上腹轮、心轮、喉轮、眉心轮、顶轮，我们后续也会一一介绍。

中脉位于身体脊椎中央，成为流经七个脉轮的能量之流。如果用河流来比喻中脉，那么七个脉轮如同这条河流中的七个湖泊（中脉的梵文就是"湖泊"的意思）。

脉轮能量一旦失衡，就易生病

脉轮的能量，用我们更熟悉的语言来说，就是"气"，也有人称之为灵气，或是气场，它与自己、周遭及世界共振，而身体的七个脉轮就是气场汇聚与发散的能量处。

现代医学已经发现，身体的脉轮位置对应在人体脊椎上的主要神经丛，成为控制身体的枢纽。因此，每一个脉轮通过神经、内分泌等系统，有着相对应的组织、腺体和器官的能量，当然还有不同的情绪与力量。

综上所述，脉轮关系着人体的生命现象，是我们的健康指标。当脉轮失衡（能量过度扩张或是萎缩）的时候，就会造成身体对应的器官产生问题或疾病。

通过瑜伽伸展，开启身体的脉轮能量

为什么脉轮的能量是身体与心灵的关键？因为脉轮与身心灵紧紧相连，而且脉轮的能量可以借助瑜伽动作、呼吸法进行调整。身体或心灵的种种疲倦，都能找到对应的脉轮，进而做缓解改善的"对应动作"。

根据瑜伽的哲学，身体是最粗糙的物质外壳，通过瑜伽能洁净、调理我们的身心，回到生命的本质。自古印度时期开始，瑜伽师对脉轮的力量就有着深入的了解，更有甚者能确切描述每个脉轮代表的花瓣数与色相等，并与神经丛一一相对应。瑜伽师通过体位法（瑜伽动作）、呼吸法、冥想及唱诵等方式进行修行，以启动与平衡自身的脉轮能量，获得与自己、他人、宇宙万物的和谐感。

瑜伽常强调身体中轴的平衡，看似训练柔软度的动作，其实是为了赋予身体弹性，因为若脊椎没有延伸拉长，则胸廓肋骨就会往下降，无法进行深呼吸，造成身体能量无法顺畅运行。因此，瑜伽的体位法常强调脊椎的延展。

瑜伽以心领息、以息领身，其最终的目的就是带领我们回到生命的本质，借助平衡身体脉轮的能量，使之达到稳定而平静的状态。

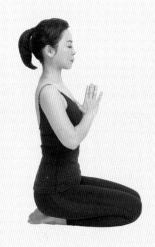

进入身体的脉轮世界

接下来，我将逐一介绍身体的七个脉轮能量，按照从下而上的顺序，想象身体能量如同一棵大树，七个脉轮如同树木的生长，从扎根开始（海底轮），一路到达最上方开花结果的树冠（顶轮）。

脉轮的七轮与代表色，自身体从下而上分别是：海底轮（红色）、下腹轮（橙色）、上腹轮（黄色）、心轮（绿色）、喉轮（蓝色）、眉心轮（靛色）、顶轮（紫色）。脉轮的代表色与自然界的七色彩虹颜色不谋而合，这也代表着我们的体内存在着一道属于自己的彩虹光芒。

关于七个脉轮的名称翻译有很多种，本书统一以上述的名称为主，与此同时一并介绍其他常见的翻译词汇。七个脉轮中，海底轮、下腹轮、上腹轮偏向物质与肉体的能量，称"下三轮"；喉轮、眉心轮、顶轮属于心灵能量，称"上三轮"。上三轮和下三轮交会于心轮。

脉轮中心 **1** 海底轮

建立"勇气"与"安全感"

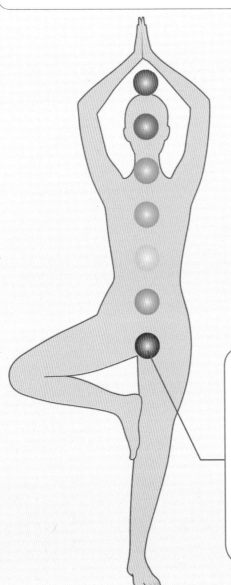

* **别称：** 第一脉轮、根轮
* **位置：** 肛门、生殖器之间（会阴）
* **颜色：** 温暖的红色
* **嗅觉共振：** 雪松、肉桂、岩兰草、檀香木、夏威夷檀香木
* **唱诵共振音：** 呜

Check! 我的"海底轮"能量是否失衡?

☐ 工作总是一个一个又一个地换，好担心存款不够用。

☐ 没有归属感，不知哪里才是安身立命的地方。

☐ 觉得身旁的人总是对自己不满意。

☐ 容易钻牛角尖，不知道如何跳脱。

☐ 对未来感到彷徨无助，没有力气前进。

☐ 常常会扭到脚、跌倒，下盘没有力气。

海底轮是生命力与活力的象征

　　海底轮，梵文为 Muladhara，意思是"根部的支持"，它是所有脉轮的根基，如同大楼的地基一样有着重要的地位。海底轮位于肛门生殖器间会阴穴的上方，从坐骨神经经过荐椎神经丛往下延伸到大腿、小腿，是全身最粗的末梢神经。

　　海底轮是以双脚作为管道，像植物的根一样深入温暖湿润的大地，与来自上方象征男性的能量，在下腹轮交会孕育生命。海底轮是生命降生的基点，是性腺的源头，也是任脉终结的地方（会阴）。海底轮的能量让人类得以传承、繁衍下一代。

　　海底轮代表着生命力和活力，是满足我们基本生存欲望的脉轮能量。海底轮接收大地之母给予的能量，往下为双腿提供稳定的支撑力，往上则将这股稳定的能量传送给各个脉轮当作基础的燃料，是我们身心灵得以健康的重要基础。海底轮能量平衡时，我们不仅会充满活力与安全感，更可以稳定地活在当下。

海底轮对身心的影响

身体的温暖感也是来自于海底轮的能量，同时也象征着体力和体能的状态，手脚冰冷通常都和海底轮有关系。海底轮能量不足时，容易发生双腿沉重无力、生活没有安全感、莫名地感到恐惧和不安；能量过度扩张则容易产生固执、抗拒改变等性格。

海底轮更是间接地关乎着我们所生存的环境、人际交往的关系等。当能量失衡的时候，身体的反应很明显地会发生在我们的双腿上，好比双腿无力、沉重、膝盖痛或脚踝总是容易受伤等，所以当身体出现这些不适时，可以试着检视自己的海底轮是否失去平衡了。

脉轮
中心 **2** # 下腹轮

学会爱与自信，掌管"感觉"

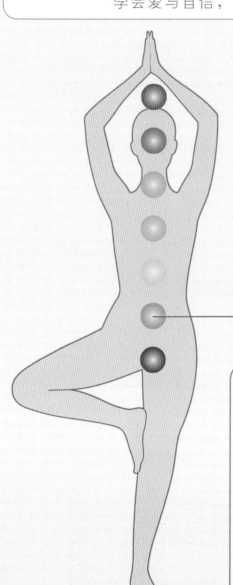

* **别 称：** 第二脉轮、性轮、
脐轮

* **位置：** 尾骨骶骨处

* **颜色：** 和谐的橙色

* **嗅觉共振：** 快乐鼠尾草、天
竺葵、伊兰伊兰、罗勒、柠
檬草、丁香、马郁兰

* **唱诵共振音：** 伊

Check! 我的"下腹轮"能量是否失衡?

☐ 身边没什么要好的朋友,有心事也不知道该跟谁说。

☐ 常觉得另一半不知道在忙什么,担心会被劈腿。

☐ 每每想到以前的恋情,就会感到难过。

☐ 看到同事聚在一起谈笑,会觉得可能在说自己的坏话。

☐ 总是动不动就会生气暴怒,像吃了炸药。

☐ 经前综合征很严重,觉得忧郁、易怒。

下腹轮影响身体的生殖系统、泌尿系统

下腹轮,梵文为 Svadhisthana,影响我们身体的生殖系统、泌尿系统、坐骨神经系统,肾上腺及性腺。值得一提的是,下腹轮的生殖能量是来自于海底轮的性能量。

生殖系统包括了女性的卵巢、子宫、阴道,男性的睾丸、前列腺、精囊、阴茎等。泌尿系统包括了肾脏、输尿管、膀胱、尿道等,其中肾脏是泌尿系统最重要的器官,除了受下腹轮的影响之外,也和上腹轮有关系。

在生理上,肾脏主要可以影响血流量、血液组成、血压调节及骨骼发育,并且负责部分重要代谢的功能,所以如果肾脏发生问题会引起发育异常、水肿或脱水、下背僵硬等问题。肾上腺是一个三角形的内分泌腺体,主要的功能是分泌腺体来控制身体对压力所产生的反应。肾上腺素如果分泌过少,那么在紧急状况的时候,身体自然应对危险的能力大大地降低;如果分泌过多,身心将

一直处于紧张的状态下而无法放松。

下腹轮能量不足，容易带来悲观情绪

下腹轮是掌管我们的感觉、感受的脉轮能量，例如对人与事的喜欢与不喜欢、满足或匮乏感、感恩或嫌恶等，它影响着我们的情绪和情欲。这个脉轮呈现出对自我亲密关系的渴望，平衡下腹轮让我们疼爱自己、接纳自己。

当下腹轮的能量过度扩张时，容易对物质层面过于追求；能量不足时容易失去活力、情绪不稳定、感到悲观，更容易受到外在的影响，对感情有很重的得失心。

脉轮中心 3 上腹轮

提高行动力，对工作充满热情与干劲

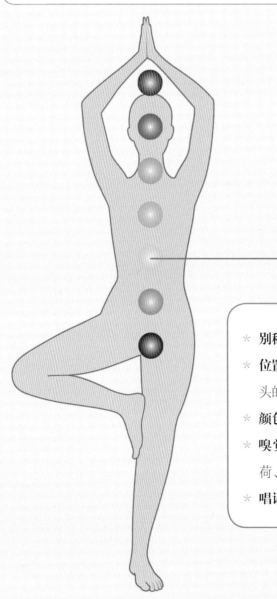

* **别称：** 第三脉轮、太阳轮
* **位置：** 位于肚脐上方约一个拳头的位置，正后方的脊椎内
* **颜色：** 明亮的黄色
* **嗅觉共振：** 牛至、冬青、薄荷、罗勒、迷迭香、柠檬草
* **唱诵共振音：** 噫

Check! **我的"上腹轮"能量是否失衡?**

☐ 每次开会、做报告都会感到巨大的压力、全身紧绷。

☐ 对未来有很多想法，却都没有尝试去实现。

☐ 明明只想把事情做好，却常被说控制欲很强。

☐ 别人的建议听起来都像是在指责。

☐ 情绪常常高涨亢奋，无法放松。

☐ 一忙起来就胃痛，觉得口渴、身体发热。

影响消化系统的脉轮能量

上腹轮，梵文 Manipura，意思是"光辉的宝石"，也称为"太阳神经丛轮"，是指自主神经、腰神经等总体。位于肚脐上方一个拳头，正后方的脊椎内，属于腰椎神经丛。上腹轮通过腰神经丛、自主神经系统，以及各经络系统共同扶持，并与全身各器官连结，几乎影响了一半的经络系统。

上腹轮影响到消化系统、免疫系统、腰神经丛、自主神经、胰腺、肾上腺等，包括肝、胆、胃、大小肠、胰腺、脾脏、肾脏等，也和胃经、脾经、肝经、胆经、肾经、大肠经、小肠经有关，所以上腹轮可以说是将食物转化为人体营养的地方。

消化系统要和循环系统合作来运送养分，血液就像是运输大队一样，从肠道绒毛中吸收养分送达全身，所以消化不良或是吸收不良都直接和上腹轮有关系。除此之外，脾脏可以清除衰老的红细胞，也可以制造淋巴球产生免疫抗体，并清除被抗体附着的细菌，所以上腹轮也包括了免疫系统。

缺乏面对人生的勇气，是上腹轮能量萎缩了

上腹轮能量萎缩时，会有行动力不足、意志力低迷、没有主见和勇气等行为；能量如果过度扩张则会有过度控制的行为出现，过度的活动力伴随的也是极大压力，时间久了身体就会开始出现各种不同的状况，造成全身肌肉僵硬、胃酸过多、肠胃不适、胃溃疡等肠胃疾病，甚至于精神上则产生焦虑、停不下来和过度运动等现象。

上腹轮也代表着工作事业的能力、行动的能力、掌握危机处理的能力、道德及自我的约束能力。当工作运转不顺畅、行程都塞在一起、太多事情无法消化等状况产生时，很容易连带着身体上的肠胃系统出现胀气、便秘、拉肚子等问题，所以，消化系统和肠胃系统可以说与我们的工作事业是息息相关的！

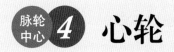

心轮

脉轮中心 **4**

懂得爱与被爱、分享与接受，为身体注入爱的能量

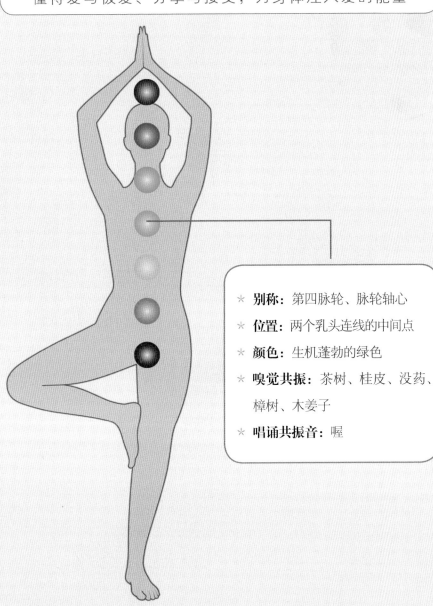

* **别称：**第四脉轮、脉轮轴心
* **位置：**两个乳头连线的中间点
* **颜色：**生机蓬勃的绿色
* **嗅觉共振：**茶树、桂皮、没药、
  樟树、木姜子
* **唱诵共振音：**喔

Check! **我的"心轮"能量是否失衡?**

☐ 常有人说你不容易亲近、防卫心很强。

☐ 在社交场合不知道该说些什么。

☐ 面对别人的要求,即使不想做却也不懂拒绝。

☐ 总是会怀疑另一半不是真正契合的灵魂伴侣。

☐ 常觉得心悸,好像喘不过气来。

☐ 常觉得胸闷,胸口好像被什么东西堵住了。

维护心肺功能的脉轮能量

心轮,梵文 Anahata,意思是"没有任何两物相击下所发出的声音",它表示我们不再与我们所爱的人、事物对抗或冲突,只是优雅和谐地随着它而移动。

心轮位于两个乳头连线中间点的正后方脊椎内,属于胸椎神经丛。对应的腺体为胸腺,是影响免疫系统的重要因子,有"免疫大王"之称,分泌胸腺激素可以随时抵抗各种对人体有害的病毒。当胸腺的功能失调时容易造成气喘、高血压、心脏疾病和肺部的问题等。

心轮还影响着人体的血液循环系统、呼吸系统、免疫系统,包括心脏、血液、血管、胸腺、乳房、肺脏及胸神经系统等。而心轮和喉轮也负责心脏和肺脏的协调运作,当运作失调时,会影响我们的心肺功能。

打开心轮能量，有助于事业的稳定

心轮是全身脉轮系统的轴心，也是感情力量的交汇，通过心轮我们分享爱和亲密关系。心轮下方的三个脉轮：海底轮、下腹轮、上腹轮，属于物质、肉体层面；上方的三个脉轮：喉轮、眉心轮和顶轮，属于灵性层面，而上三轮和下三轮在心轮的位置交汇融合。

当人类的生存需求、感官欲望得到满足之后，就会开始关心自身以外的事物，对外界产生关怀、谅解、同理心等，这些都是心轮所传达的爱的能量。不过，心轮能量过度扩张时，会有占有欲过强、妒忌、猜疑等情绪产生；过度萎缩时，则会有自卑的情况，或是不敢主动传递爱的能量，也不愿意接受外面的爱，容易引起焦虑、忧郁等精神方面的疾病。

心轮还代表着"气血循环"，这里的气血循环不仅指身体上的，还代表着呼吸的顺畅度、工作的顺畅度，所以平衡心轮的能量，可以有助于我们在工作事业上的顺畅。

脉轮中心 **5** 喉轮

不再有话不说、辞不达义，学会表达与沟通

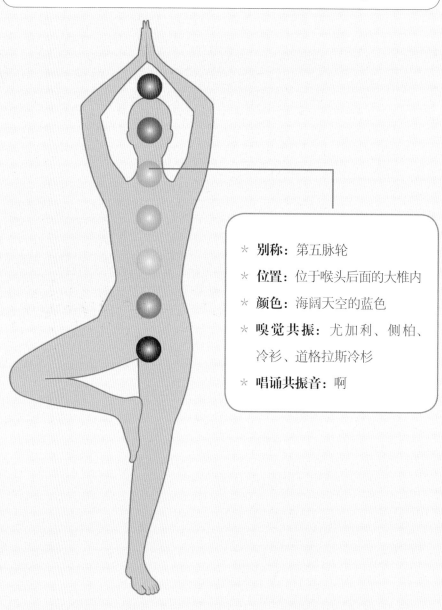

* **别称：** 第五脉轮
* **位置：** 位于喉头后面的大椎内
* **颜色：** 海阔天空的蓝色
* **嗅觉共振：** 尤加利、侧柏、冷衫、道格拉斯冷杉
* **唱诵共振音：** 啊

Check! 我的"喉轮"能量是否失衡？

☐ 每次想表达意见，话到嘴边又吞回去。

☐ 很容易说错话，一说出口就后悔了。

☐ 在人群里常常觉得不安，不知道该怎么办。

☐ 遇到跟人交涉、沟通的情况时，总是占下风。

☐ 说出来的话老是让人误解或引起他人的反感。

☐ 很容易喉咙痛，但又不是真的感冒。

喉轮里有掌管新陈代谢的甲状腺

喉轮，梵文 Visuddha，意思是"净化"，它是传导神经的总汇，就像是交通的总枢纽。喉轮里有呼吸系统通过鼻子和咽喉、气管让空气进入肺部；通过声带肌肉收缩，调整声带振动频率，可以唱出美妙的歌曲，也可以用声音沟通、传递情感、辨识身份。

喉轮位于喉头后面的大椎内，属于颈椎神经丛，对应的腺体有甲状腺和副甲状腺。甲状腺像只小粉蝶，在人体颈部气管前缘，所分泌的甲状腺激素负责控制身体的新陈代谢、生长等，是生命动力重要的来源。副甲状腺与甲状腺是两个截然不同的器官，是四个像豆子一样大的腺体，藏于甲状腺的后面，负责分泌降钙素，控制着血液中的含钙量，是调节钙代谢的激素，对骨骼的发展和神经系统的正常功能都有很重要的影响。

喉轮影响颈椎神经丛，还有呼吸系统的鼻、咽喉、腮腺、气管、发声器官、甲状腺以及副甲状腺等，其中颈神经丛和甲状腺是喉轮最关键的器官。甲状腺掌管新陈代谢、生长、发育等，可以加速脉搏、提高血压、血管舒张，提高体温等。如果甲状腺分泌过多，容易感到出汗、失眠、神经质、消化不良、体重减轻等症状；如果分泌得过少，容易有疲倦、昏昏欲睡、心跳迟缓、感觉迟钝、身体发胖等现象。

喉轮能量失衡，容易疲惫、呼吸短浅

喉轮的过度扩张可能引起流汗、怕热、心悸、紧张、失眠、心跳快、冷漠、疲惫、忧郁、食欲增加、脾气暴躁、体重减轻、月经不正常、大便次数增加等现象；反之，喉轮的萎缩可能会造成倦怠、怕冷、便秘、贫血、头晕、嗜睡、说话慢、毛发稀疏、皮肤干燥、粗糙变厚、眉毛脱落、动作迟缓、体重增加、声音低沉、记忆力差、月经量减少、心跳速率变慢、脸和手脚易浮肿，严重者会出现黏液性水肿。

喉轮与个人整体的能量（元神）有着很大的关系。元神指的是肉身能量的控制枢纽，会反映在呼吸上面，当呼吸浅短或微薄的时候，都是身体衰弱的前兆。喉轮也是表达意愿和沟通的管道，常常有话不说或是聒噪、无法明确地对外表达自己真正的想法等，都是能量失衡的状况。

脉轮中心 **6** # 眉心轮

拥有洞察觉醒的能力，更是灵感、直觉的能量来源

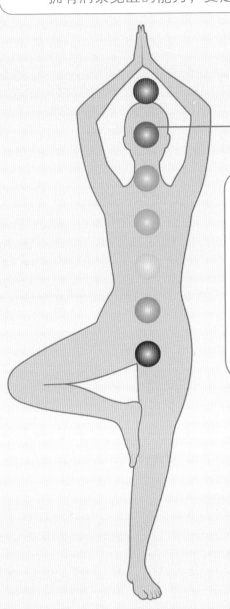

* **别称：**第六脉轮、额轮
* **位置：**位于两眉的眉心中央
* **颜色：**内敛的靛蓝色
* **嗅觉共振：**柠檬、野橘、佛手柑、西柚
* **唱诵共振音：**嗡

Check! 我的"眉心轮"能量是否失衡？

☐ 不知道生活的意义是什么。

☐ 常常觉得心情忧郁、提不起劲。

☐ 常常没办法专心做事情。

☐ 人生真的由我掌控吗？常常会有这样的怀疑。

☐ 晚上很难入睡，或是会一直做梦。

☐ 常常觉得眼睛疲劳、头胀、头痛。

舒展眉心轮，常保年轻活力

　　眉心轮，又称为"第三眼"，"第三眼"这个名字起因于，在印度教里眉心轮被认为是神灵湿婆神的第三只眼。它的梵文 Ajna，意思是"觉知"，也有"指挥"的意思，代表这个脉轮的双重特质。眉心轮和顶轮的关系就像是一个国家，顶轮是总统、主席、国王，眉心轮是国务卿、行政院长、宰相，顶轮上达于天，眉心轮属于行政部门。

　　眉心轮位于两眉中间，通过神经丛连接脑神经。眉心轮的位置涵盖松果体与脑下垂体，是身体能量最关键的指挥中心，影响大脑、小脑、延脑、视丘、中枢神经系统等，负责协调总合，为顶轮所使用。包括眼睛、耳朵、鼻子、嘴巴、松果体、脑下垂体等，几乎整个头部都和眉心轮有关。

　　其中，松果体可分泌褪黑激素，在身体里有着举足轻重的地位，协调体内各种的腺体、器官的运作，指挥各种激素维持在正常的浓度；抑制交感神经，使血压下降、心跳速度减慢、降低心脏负担；减轻精神压力、提高睡眠质量、调节生理时钟、缓解时差效应，加强免疫功能、抵抗细菌、病毒及预防癌症、老年痴呆症等功效。当我们通过一些瑜伽动作来平衡眉心轮时，就可以防止以上的症状发生。如果想要保持松果体年轻，要控制饮食、多运动、多做静坐冥想，让生活稳定规律。

眉心轮能带来领导管理的能力

眉心轮基本的能力，代表的是一种理性与感性、智慧与真理等大脑思考的整合能力，更深一层的能力是一种觉醒的力量、具远见而非妄想、能够清楚直觉洞察和自我觉醒的能力，会帮助我们向内在的生命探索，对灵性的启发非常重要，更是我们所说的直觉力和灵感的所在。

眉心轮对应到的是支配、领导统一的能力，是我们能够使唤、为你所用的一切人、事、物，如何有效率地管理好生活中的事情部署，都跟眉心轮的平衡有着密切的关系。

脉轮中心 **7** 顶轮

学会放松情绪、平衡思绪，不再胡思乱想

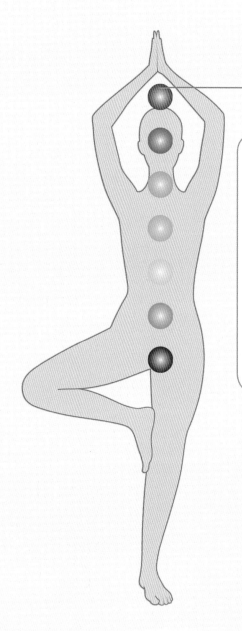

* **别称**：第七脉轮、自觉轮
* **位 置**：位于头顶的正中央（前后左右十字交叉点上）
* **颜色**：神的紫色
* **嗅觉共振**：乳香、杜松、檀香、牛至
* **唱诵共振音**：无（已超脱声音的共振）

Check! **我的"顶轮"能量是否失衡?**

☐ 觉得生活没有乐趣与目标。

☐ 好像有很多想法，但完全无法理清。

☐ 觉得被生活掌控，而不是掌控生活。

☐ 情绪容易起伏，无法平静下来。

☐ 不知道生命的意义是什么。

☐ 想到今晚可能又睡不着，整个人陷入低潮。

统合所有脉轮能量的运作中心

顶轮的梵文是 sahasrara，代表的意思是"空"，负责统合所有脉轮的运作。顶轮位于头顶的正中央，与脑部、睡眠有关，同时也对应着我们全部的脊椎和脉轮系统。当大脑经常过度活跃、总是想太多或睡眠不足时，身体内所有的系统和器官就会开始慢慢地出现问题。

顶轮影响大脑、小脑、脑干、视丘区、边缘系统等。视丘区负责接收来自感觉器官的信号，包括眼、耳、鼻、舌、身体等，将接收的信号传至大脑皮质区。视丘区下部是人体体内的温度调节中心，可以感应体温变化并且给予适时的调整。

大脑皮层是由神经细胞所组成的组织，是思考、语言、推理、知觉、自主性运动的中枢；小脑是运动、平衡、姿势调整的中枢；脑干则与呼吸、心跳、血压有关；边缘系统包括了扁桃腺、海马体，在情绪反应的控制上非常重要；海马体在记忆和学习的脑部功能上扮演了很重要的角色，帕金森综合征的产生就是这个区域发生病变所造成的。

平衡顶轮能量，找到个人价值

顶轮代表着对自己的满意度与成就感。过度扩张会让人陷入胡思乱想、异想天开、爱做白日梦、自我感觉良好、活在自我想象的世界里面。顶轮能量不足时，做任何事都不容易产生成就感，对自己或自己所做的事也都不满意。

与自己的身体对话

你有多久没有好好地触摸自己身上的每一寸肌肤？你有多久没有和自己的每一个细胞说说话了？现在，让我们和自己的身体进行一场深度的私密约会吧！

使用天然精油配方的按摩浴油，慢慢地从脚趾开始按摩每一寸肌肤与部位，亦可将其加入浴缸内泡澡，享受植物精华的香气与滋润。檀香能够给予我们心灵上的宁静与稳定，让我们能感受到深层的喜乐、宁静与幸福，更有助于身心的放松与滋养。

精油的香气，能够引领我们到达另一个宁静的内在，你今天自我放松了吗？

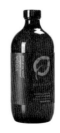

500ml

注：部分内容参考自《人体能量中心的真相》（邱征毅 编著）。

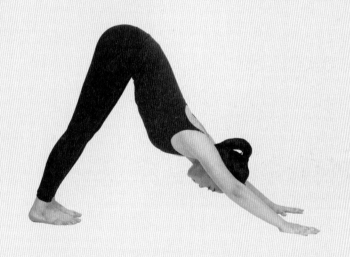

测试你现在的身体能量

想要与自己的身体做亲密的连结，必须要先学会聆听身体的声音。想自愈，并不难，首先我们必须愿意先关注自己的身体，如实面对自我的身心状态，唯有坦然地面对自己，才能启动脉轮能量，将任何压力转化成助力。一旦身心平衡了，你将会发现你的人生正在展开一段新的旅程！

七大脉轮能量检测表

通过直觉回答以下问题，借此检测你的七个脉轮能量是否处在平衡的状态，再对应前面所叙述的身体、心灵与能量的关键，看看自己是否有这些失衡的情况？全身放松，让脑袋放空、不要思考，就用直觉的反应作答。越不思考时，测验出来的结果会越准确。请圈选最符合的状态描述对应分数，进行每个脉轮的计分。

海 底 轮	总是	经常	偶尔	很少	没有
1. 感觉臀部或腿部容易酸痛和肿胀	5	4	3	2	1
2. 不喜欢现在的工作环境	5	4	3	2	1
3. 膝盖容易无力、酸痛	5	4	3	2	1
4. 手脚容易冰冷	5	4	3	2	1
5. 体力不好，常常感觉无力疲惫	5	4	3	2	1
6. 常常会觉得很没安全感	5	4	3	2	1
7. 双腿无力，脚容易受伤	5	4	3	2	1
海底轮小计					分

下腹轮	总是	经常	偶尔	很少	没有
1. 生理期不规律，月经来时感到疼痛	5	4	3	2	1
2. 下腹部有垂坠感和肿大	5	4	3	2	1
3. 感觉排尿不正常或是尿频	5	4	3	2	1
4. 常常便秘或大便异常	5	4	3	2	1
5. 容易水肿	5	4	3	2	1
6. 情绪常常起伏不定	5	4	3	2	1
7. 对自己做的事觉得不满意	5	4	3	2	1
下腹轮小计					分

上腹轮	总是	经常	偶尔	很少	没有
1. 胃部常常不舒服	5	4	3	2	1
2. 对事情没有动力和热情	5	4	3	2	1
3. 容易胀气、消化不良	5	4	3	2	1
4. 容易腰酸背痛	5	4	3	2	1
5. 不喜欢现在的工作	5	4	3	2	1
6. 常常感觉全身虚弱无力	5	4	3	2	1
7. 很容易生病，如小感冒	5	4	3	2	1
上腹轮小计					分

心　轮	总是	经常	偶尔	很少	没有
1. 觉得胸闷、呼吸浅短、呼吸困难	5	4	3	2	1
2. 工作老是有很多阻碍、不顺利	5	4	3	2	1
3. 身体血液循环不好、代谢差	5	4	3	2	1
4. 觉得生活压力很大	5	4	3	2	1
5. 容易双手冰冷	5	4	3	2	1
6. 血压或心跳常异常	5	4	3	2	1
7. 胸部或背部容易酸痛	5	4	3	2	1
心轮小计					分

喉　轮	总是	经常	偶尔	很少	没有
1. 容易肩颈酸痛	5	4	3	2	1
2. 喉咙容易不舒服	5	4	3	2	1
3. 很容易紧张	5	4	3	2	1
4. 感觉有头痛或偏头痛	5	4	3	2	1
5. 会容易生气、暴怒	5	4	3	2	1
6. 感觉精神不容易集中	5	4	3	2	1
7. 感觉食欲忽高忽低	5	4	3	2	1
喉轮小计					分

眉 心 轮	总是	经常	偶尔	很少	没有
1. 鼻子容易过敏，有支气管的问题	5	4	3	2	1
2. 眼睛常会觉得干痒	5	4	3	2	1
3. 不容易入睡	5	4	3	2	1
4. 睡着后一直做梦	5	4	3	2	1
5. 常常忘东忘西、记忆力不太好	5	4	3	2	1
6. 容易胃痛	5	4	3	2	1
7. 觉得闷闷不乐，好像少了什么	5	4	3	2	1
眉心轮小计					分

顶 轮	总是	经常	偶尔	很少	没有
1. 容易掉很多头发	5	4	3	2	1
2. 睡觉很容易做梦	5	4	3	2	1
3. 习惯晚上 12 点过后才睡觉	5	4	3	2	1
4. 天马行空，常常有很多想法	5	4	3	2	1
5. 感觉用脑过度	5	4	3	2	1
6. 觉得没什么成就感	5	4	3	2	1
7. 平衡感不太好	5	4	3	2	1
顶轮小计					分

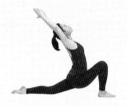

【评分检测】

✻ *14* 分以下——平衡

该脉轮的能量状况在平衡的范围内，只是偶尔会因为外在的情况，让自己有点小小的失常，但是只要通过自我提醒与脉轮瑜伽的练习，就可以强化自己的脉轮能量，更稳定地去迎接每一件生命中发生的事情。

【建议】让自己在放松中提升能量，随时的连结自己内在的觉知。

✻ *14~28* 分以下——轻微失衡

处于些许失衡的状态。是否常常因为不相信自己，让外在的状况影响所做的判断或是决定呢？试着在做每一件事情或是决定之前，闭上眼睛，给自己几个深呼吸，让内心安定下来，再睁开眼睛去看同一件事，相信会有不一样的见解。

【建议】让自身回到呼吸状态，试着信任自己，通过每天持续练习脉轮瑜伽，帮助身心回到稳定且平衡的轨道。

✳ *28* 分以上——严重失衡

"身心俱疲"是你目前的写照。你有多久没有真正好好休息了呢？有多久没有好好问问自己，真正想要的是什么？不需要老是活在他人的期待中，不需要总是把目光望向别人，试着把焦点放回自己的身上，其实在你身上早已经有一切你想知道的答案，只是你还没看到而已。

【建议】多到户外和大自然取得连结吧！去抱抱树、脱掉你的鞋子踩在沙滩上、草皮上。每天开始给自己一段无所事事的时间，可以练习呼吸、脉轮瑜伽，通过呼吸和放松动作，来协助你回到自己的身上。

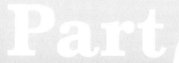

Part 2

开启身体脉轮能量 的日常练习

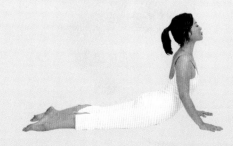

重整、调息、恢复，找回身体的能量

莎士比亚说过，"天底下没有好或坏的事，是我们的想法造就现况"。

"压力"是我们对事情产生的反应，而不是眼前这一件事情造就了你的压力。长期的身心疲惫累积到最后就会导致压力的产生。压力本身没有好或坏，关键在于我们如何看待这些引发压力的因素。一切的难题都是因为身心失调而产生的假象，心在身里头，身是心向外沟通的媒介，因为通过身体我们才能进入心里。

深呼吸，能帮助身体快速调节能量

大家可以试试看，当你感到愤怒或是焦虑的时候，闭上眼睛，专注于呼吸，你会发现坏情绪会慢慢地消失。为何只是深呼吸，愤怒或焦虑的情绪就可以得到减缓？

这是因为每一种情绪都有不同的呼吸频率，生气或焦虑下就会产生急促不规则的频率，只要开始深呼吸，不需要特别做些什么，当下的愤怒焦虑的情绪自然会消失。当呼吸频率改变时，脑波也会逐渐平复，此时要生气反而是一件困难的事情。面对眼前的压力也是一样，只要我们愿意改变看事情的想法，压力就会转化成帮助我们成长的助力。

停止大脑的算计，让身体告诉你答案

现在我们都知道"身"与"心"连结的重要性，接下来就是要实践了，实际地把已经知道的知识套用在身体上、套用在日常生活中，开始学习聆听身体的声音，给予其所需，让身体真正"得到"，而不只是停留在大脑层面的"知道"。

身体本身就像是一座小宇宙，所有的神秘学家始终会说：身体是一个具体而微的宇宙。没错，身体里面也有着和浩瀚宇宙一样的元素，地、水、火、风、空，在你的身体里有着海洋的水，有着太阳的火，有着空气中的风与空，而你的身体就是大地。当你开始深入身体探索时，你会发现原来我们的身体就像是一个浓缩版的小宇宙，包含了一切的奥秘，所有我们想知道的一切早就在我们的身体里了，根本不必辛苦地对外寻求解答，你只需要闭上眼睛，往内走！

通过脉轮瑜伽，增加身心的正能量

身体是我们最好的亲密伴侣，我们必须学会倾听它所发出来的信息，了解并给予身体"需要"，而不是大脑的"想要"。大多数人已经习惯依赖大脑解决日常的所有难题，活跃的大脑主导了一切，往往让我们忘记觉察身体的需求。一旦我们愿意开始改变对身体的态度，要大脑安静下来往内走将会变得更容易，因为身体已经随时敞开大门准备好迎接你的进入。

历史悠久的"脉轮瑜伽"是一个很好的媒介，让我们通过身体去体会、去经历、去连结身体的每一个部位、每一个细胞，通过这样的过程，让我们能够开始得到身体给予的回馈，慢慢地开启与内在的连结。当我们开始清除身体上的束缚，心也将得到启发，从而带来不同的人生。

呼吸伸展练习，启动脉轮能量

许多人好奇"脉轮"究竟是什么？其实脉轮的位置并不是实际存在肉体上，它是属于看不见的能量脉络的一部分，不过它在肉体上有着相对应的位置。海底轮对应身体的性腺；下腹轮对应生殖腺；上腹轮对应太阳神经丛；心轮对应胸腺；喉轮对应甲状腺；眉心轮对应脑下垂体；顶轮对应于脑神经。

当我们把双手放在心轮上方，这里是心脏的位置也是心轮相对应的地方，是让我们感受爱的中心。爱会从两胸中间的心轮位置散发出来，而不是从其他部位，当我们在感情上受了伤，心痛的感觉就在胸口，由此可知，看不见的情绪与情感的能量，都与我们的脉轮息息相关。

脉轮瑜伽如何在身体中运作？

脉轮瑜伽，指的是通过特殊的瑜伽动作设计来平衡及强化我们的脉轮系统。每一个脉轮都有特定位置，我们在瑜伽动作的过程中，必须保持静心和专注，将意识集中在我们所练习的部位上，让注意力与身体内的能量连结在一起。一旦能量聚集在脉轮上方，脉轮就会开始活跃起来，就像是一台水力发电机，借助水的压力和力道能够促使发电机运作，如果没有压力也没有水，发电机就只是一台毫无作用的设备。相同的道理，脉轮系统一直在我们的身体里，只不过我们都忘了好好地启动及维护这个系统，导致它产生失衡或阻塞。

脉轮瑜伽就好像是水的作用一样，通过练习，我们松绑紧绷的肌肉，给予脊椎每一个椎体更多的空间，让能量能够流动在三脉七轮中，这样的一股能量流，会流经每一个脉轮系统，创造出一股新的稳定正能量，由下往上地一个推动一个，帮助身心达到平衡和谐的状态，让我们有满满的正能量来面对生活中的大小压力，也让我们有足够的智慧将生活中的压力转化为成长的助力！

呼吸、伸展，帮助释放压力、安定脑波

当你感觉到身心疲惫时，即表示脉轮已经处于失衡的状态，这时要做的是放下大脑的纷扰思虑，将意念回到身体上，除了需要充分的休息，更需要通过有觉知的呼吸，让内在重新与身体做连结。

紧绷的肌肉需要通过深层的伸展才能放松，伸展带给肌肉由内而外的按摩，帮助打开纠结紧绷的部位和情绪。所有身体的僵硬感都是缺乏能量的流动，不是这个僵硬感束缚着你，而是你不肯放下对内对外的执着，当你变得有觉知，当你愿意放下执着的时候，这种僵硬感自然可以获得松绑。

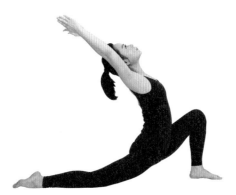

通过深层的伸展，可以打开
紧绷的肌肉与情绪。

梵唱练习，传递更细致的能量

每一个脉轮，都会有一个人生为代表的音频共振。海底轮是"呜"，下腹轮是"伊"，上腹轮是"噎"，心轮是"喔"，喉轮是"啊"、眉心轮是"嗡"，顶轮则无。音频共振也是一种能量的来源，通过梵唱，不断地唱诵特定对应脉轮的音频，让声音变成音频的振动，提升我们自身的能量场。

梵唱时，以盘腿坐姿或是金刚坐姿，这时会触动到海底轮，靠丹田发出声音时，会启动下腹轮与上腹轮，用心梵唱，音波会震动到心轮，当然唱诵更会用到喉轮，这些振动频率都会往上传动到头部，让眉心轮和顶轮也同时都被刺激到。通过梵唱的音频震动来平衡脉轮系统，传递更细致的能量波动，强化对自我的觉知，同时对我们的神经系统和内分泌系统都有着很大的帮助。

通过脉轮瑜伽的练习，让身体放松、头脑放松、心放松，酸痛也自然消失了，没了病痛的干扰，头脑清爽，心情也跟着安定。在伸展与梵唱后，随着越来越深层的放松，自然的静心就在此刻发生。

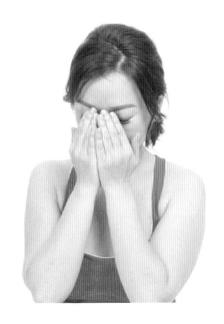

利用嗅闻、扩香，或是直接涂抹在对应的脉轮位置，都能带来平衡放松的效果。

通过嗅觉，将植物的能量进入心灵

在人类的五感觉知中，嗅觉和情绪也都有着直接的连结，气味可以唤醒被我们遗忘的记忆，也能够通过气味不同的振动频率来重整心灵深处。芳香疗法中使用的精油是从植物的种根、茎、叶、花、果实、枝干、种子等部位萃取而来的，不同的精油可以对应到特定的脉轮系统。

在脉轮瑜伽的练习中，使用芳香疗法熏香或是调成按摩油直接涂抹在对应的脉轮区域上，通过精油的影响，传导心灵与大脑之间的信息，会带来疗愈和转化作用，包括身体的放松、情绪的流动和能量的平衡等。

闭上你的眼睛，打开你的心，开启你的觉知，通过嗅觉，放下大脑的思虑，让自己沉静下来，这时候才能够真正回归到内在的核心、回归到你的深沉内心。

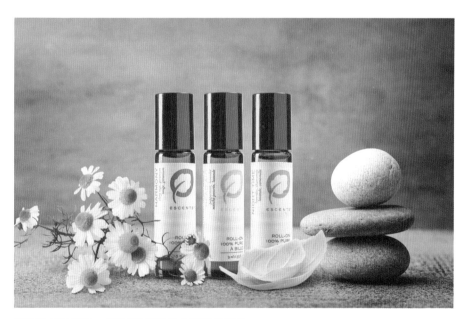

不同的植物精油，可以对应到各个不同的脉轮。

简单重复的动作，启动身与心的连结

瑜伽的体位法是一种缓慢、动静皆宜的身体呼吸律动，我们通过简单的动作重复练习，并在特定体位法进行数个呼吸的停留与伸展，融合动态与静态的练习方式，可以刺激肌肉和骨骼，有效地减少肌肉骨骼中矿物质的流失，同时也给予脊椎与骨骼适时的压力，维持脊椎骨骼中的骨钙、血钙之间的平衡，增加骨质密度、预防骨质疏松。

专注每一个练习，身体自然可以得到回馈

每一个脉轮的瑜伽动作，分别设计了静态伸展与动态练习（见 P75～107），不管是静态或动态，在练习的过程中，都必须专注在每一个脉轮的位置上，开启对身体内在的觉知，让自己进入更深层的放松，每一个片刻身体里都有着无数的事件发生，只是我们都没有发现罢了！

过程中的不适只是偶尔存在，试着在每一个移动中去接受这样的感觉。好比当我们在享受食物得到满足感时，对于在饥饿时产生的些许不舒适，也不会那么的在意了。同样的道理，或许在每一次的练习中，身体会有一些酸痛麻的情况产生，但我们深深地相信练习后身心将得到满满的放松与喜悦，过程中的一些不适应，在不会造成身体伤害的前提下，也应试着去接受，不要太快就放弃。

信任生命、信任自己，让生命存在无限的可能，那么那些大脑制造出来的

束缚将会慢慢被瓦解，而体内的能量也将得以流动自如。

通过正能量语录，增强心灵的能量

宇宙万物都是能量，言语是能量，文字也是能量，念头更是能量的显现。要让身体充满能量的唯一办法就是回到自己身上，从信任自己、爱自己开始。言语是可以直接深入人心的能量传达，想一想，当你被真心赞美时，是不是有喜上眉梢的欢喜感？而在面对负面的评价或话语时，会感到伤心难过，这便是语言能量的显现。

所以在每一个脉轮的练习过后，我们通过"正能量语录"（见 P80），向身体表达我们对它的感恩与爱。我们总是过度耗损身体，但身体总是无怨无悔地为我们工作，心脏依然跳动、呼吸依然持续着，还得消化我们没有好好咀嚼就吞进去的食物等。脉轮瑜伽的练习让身体外在得到舒缓放松，练习完再通过"正能量语录"的引导，让身体内在感受到爱的能量。

身心合一，人生更自在喜悦

感恩与爱是世界上最强大的能量，"爱自己"是多么简单且耳熟能详的话，但大部分的人会以为重点是"爱"，其实是"自己"才对。"爱自己"更具体的做法，是将心思回到自己身上，给予身体所需要的，这就是最基本爱自己的表现。当我们愿意开始爱自己，感恩的心也会慢慢显现，身体也会实际反馈给我们。

当你将注意力回到自己身上时，你会发现身体所付出的一切。身边的人、事、物有一天都将离你而去，唯有自己的身体永远是不离不弃的守候，通过这样的察觉，你会开始怀着感恩的心，愿意好好地对待自己，让自己蜕变成一个"更好的人"。

而"更好的人"，所指的是整合分裂的自己，让自己的身心合一，再也不需要委屈自己、讨好他人、戴着面具过生活，可以自在喜悦地在职场、生活中过日子，珍惜自己的一切，提升生命的质量，相信只要你愿意，我们一定可以一起携手往喜悦之路前进，遇见更美好的自己。

掌握静心的诀窍

很多人都想试着全然放松，但却发现这并不容易。的确，现代人的生活充满压力，为了生活得不断地奋斗、集中精神去做每一件事。结果就是身体越来越紧绷，越想要好好做一件事，往往却越做不好！

其实放松一点也不难，是我们的大脑把它想得很难。静心协助我们往内放松，唯有放松了才有可能去发现身边一切事物的美好。只要掌握下面几个重点，就可以随时随地展开静心的练习了。

1. 放松

不仅仅是身体的放松，连你的心和头脑都要一起放松，不要去想其他的事情，也不需要集中精神，就只是放松在当下你做的这件事情上。

2. 发现

因为放松且有意识地放松在这件事情上面，所以你会很容易去发现、去看见（这里的"看见"，指的不是眼睛的看见，所有感官上的感受都是一种看见，或许是触摸到、或许闻到、或许感觉到等，都属于"看见"）。

3. 不加入任何意见

当你发现、看见任何事件的发生，不要加以干涉，不需要给予任何的意见，就只需要看着这个事件的发生，当我们想要去添加意见的时候，大脑就会开始运作了，静心是为了放掉大脑的运作，所以，放松后发现，发现后不评介，只需静静地看着，这就是静心了。

认识自己的身体，让练习更精确

你真的认识自己吗？在开始练习脉轮瑜伽之前，我们先花一点儿时间来确认你是哪一种类型的人。不同类型的人，在脉轮瑜伽的练习上会有些许不同，以及需要特别注意之处。

接下来，安静地回到自己的身上，诚实地问问自己，你是哪一种类型的人？通过这样的检视，有助于我们在做脉轮瑜伽时，留意练习的细节。

风型人 ｜ 走路速度快，个性比较急，喜欢新鲜的事物，手脚容易冰冷，情绪起伏大。

练习时的自我提醒

1. **整体性：** 保持能量流动平顺、稳定和等长，温和缓慢地维持吸吐。

2. **身体：** 保持身体安定、专注和放松，做瑜伽练习需要温和、放慢速度，不要强迫自己、不要做快速的移动，移动前稳定躯干和呼吸。

3. **呼吸练习：** 维持着深、平稳和有力的呼吸，特别注意在吐气的时候。每天早上练习"右鼻孔呼吸法"10～15分钟（请见 P153），唤醒一天的活力能量。

4. **心理层面：** 保持内在平静，专注在每一个呼吸和练习的当下。

5. **能量平衡建议：** 疲劳，是风型人最需要注意的，失衡时，最重要的是要多休息。容易想东想西、神经质、过度担忧等，都是失衡时的明显表现，神经系统处在紧绷的状况下，更容易影响睡眠质量甚至有失眠的情况产生。这时候，充足的休息和睡眠就变得格外重要。建议睡眠时间最好可以有八小时以上。

火型人　怕热，容易有发炎状况（嘴角破、眼睛痒等等），做事一板一眼、容易过于亢奋。

练习时的自我提醒

1. **整体性**：保持能量清爽，流动顺畅、开放和接受。
2. **身体**：用虔诚专注的态度来帮助消除内在的燥热和压力。
3. **呼吸练习**：保持冷静和放松的呼吸，在动作的练习过程中，可以通过嘴巴吐气来释放体内的热气。在傍晚或是觉得身体过热、脾气暴躁的时候，可做"左鼻孔呼吸法"（请见 P153）。
4. **心理层面**：保持心情和谐、专注有意识，但是不过度执着或控制。
5. **能量平衡建议**：能量失衡的时候，会开始勉强自己更加执着地想把事情做好，但是往往得不到满足感，这时候要注意，事情不要做太多，如果发现有过于集中精神或是努力的倾向，就需要慢下来，这时如果越想做好事情反而会越发偏离满足感。失衡的时候也很容易感到焦躁，当有这样的情况产生时，可以放下手边的所有活动，一定要停下来休息，不要硬是忍耐强迫自己去完成。

水型人　容易流汗、动作偏慢身体温度比较高，容易变得慵懒的，比较喜欢规律的形态。

练习时的自我提醒

1. **整体性**：确认暖身时间要足够，练习瑜伽的时候保持力气、速度和决心。

2. **身体**：练习时保持动作的流畅度和轻盈自在，尽量让身体保持干燥和温暖。

3. **呼吸练习**：让你的气息往上移动和循环，保持深呼吸和不间断的呼吸。多做增加身体活力的火呼吸法（请见 P162）。

4. **心理层面**：保持练习的热情、清醒和专注。

5. **能量平衡建议**：如果你发现房间里的东西越来越多，要小心能量开始失衡了。定期的打扫和丢弃东西吧！那种放了很久也用不到的东西就不要再储藏了，丢弃不需要的东西，让房间的空间多一点，可以帮助平衡失衡的能量，身心也都会变得比较清爽、干净。情绪也是一样，试着通过写日记、看电影、和朋友分享等，各种不同你喜欢的方式，向外表达出来，不要将其堆积在心里，发泄出来吧！

无特定类型 如果没有特定地偏向哪一种类型的人，也可以依照以下的注意事项来进行练习。

练习时的自我提醒

1. **整体性**：保持能量的流动平顺、稳定和等长，温和缓慢地维持吸吐。

2. **身体**：保持身体安定、专注和放松，做瑜伽练习时要温和、放慢速度。不要强迫自己、不要做快速的移动，移动前记得先稳定躯干和呼吸。

3. **呼吸练习**：维持平稳、深且放松的呼吸，特别是吸气的时候不需要太用力。

4. **心理层面**：专注在每一个呼吸和练习的当下，保持内在平静。

| 随时为身体注入新的能量 |

放松脊椎的练习

启动身体脉轮中心的能量，从放松脊椎开始。脉轮沿着脊椎由下往上有顺序地排列，当身体脊椎放松了，紧绷的心自然也能够得到松绑。通过脊椎的放松，帮助我们启动连结脉轮的能量，让这股能量流能够自在地由下往上沿着三脉七轮流动，平衡我们的身心，帮助我们的身心注入一股新的生命能量。

简单有效，随时都可以动一动

脊椎位于人体躯干的中轴，是由33块椎骨连接而成的，除了帮助支撑身体，同时也有保护内脏器官的功能。脊椎活动的范围包含了前弯、后弯、左右侧弯和扭转。脊髓两旁发出许多成对的神经（称之为脊神经）分布到全身皮肤、肌肉和内脏器官，是周围神经与脑之间的通路，调节着我们内脏器官的运作，帮助我们保持生理系统的平衡。

由此可知当我们的脊椎椎体位置偏差的时候，不单单会造成肌肉的紧绷、酸痛，更会影响到神经的传导，五脏六腑的运作功能也都会因为脊椎位置歪斜而发生错误的神经传导，累积下来就会产生各种相应的疾病。

随着年龄的增长、身体的老化，脊椎的健康更是不可忽视，脊椎放松运动可以有效地帮助放松背部的肌肉、按摩内脏、调整轻微的脊椎变形。当我们把脊椎周遭的肌肉群放松后再进行脉轮瑜伽，可以帮助我们更深入各个脉轮能量的平衡。

脊椎放松运动

站姿放松

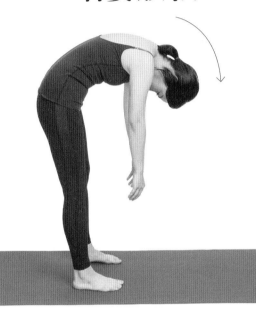

1

站姿，吸气预备，吐气，从颈椎、胸椎、腰椎一节一节地往下下卷，停留在前弯的位置做 5 个呼吸，放松背部和脊椎。

> **Tips** > 吸气的时候，可以感觉带入身体的气能够往后轻轻推开后背和肋骨两侧。

2

吸气预备，吐气时肚子微微地往内缩，再一节一节地从坐椎、腰椎、胸椎、颈椎再卷回到站姿。重复步骤 1 和步骤 2，共 5 次。

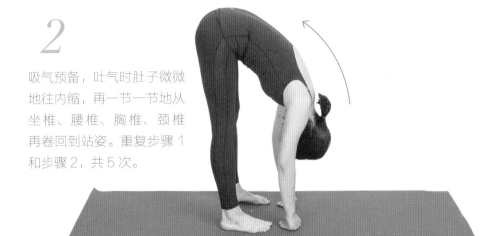

脊椎放松运动

坐姿放松

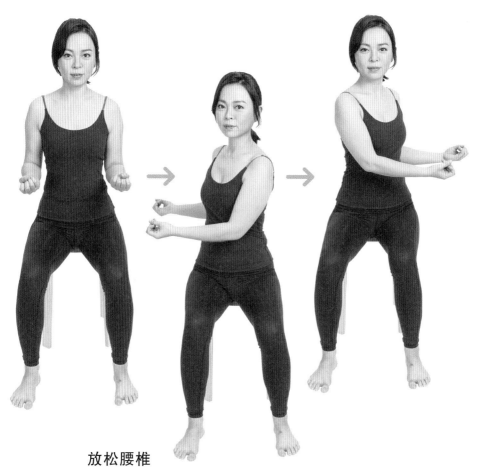

放松腰椎

1 双手握空拳，掌心朝上，手肘轻松地悬挂在身体的两侧。固定骨盆和颈椎，随着吐气的动作左右转动身体，把意识放在腰椎上面，要有转动肚子的感觉。左右为一次，重复 30～50 次。

2 放松胸椎

手握空拳，掌心朝下，手肘拉平、肩膀放松，双手放在胸口的位置。骨盆和视线固定，随着吐气转动双手，胸部会左右转动，意识放在胸椎上方，左右为一次，重复 30~50 次。

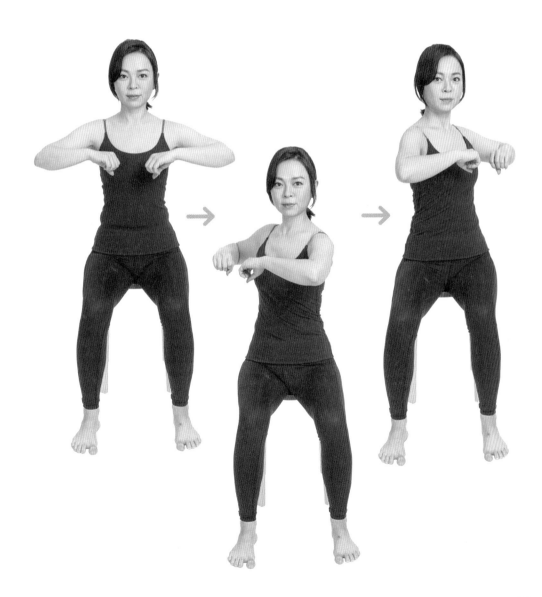

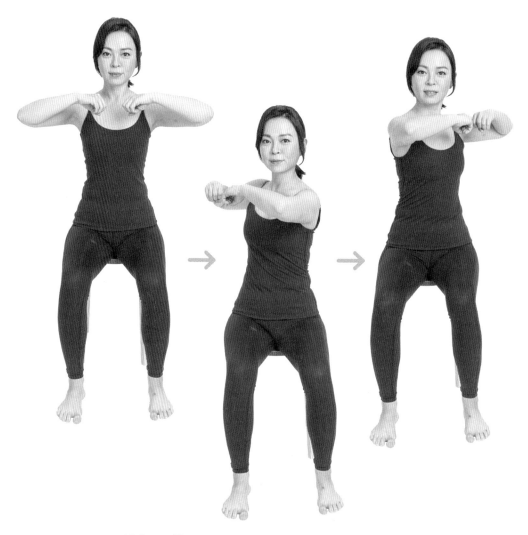

放松颈椎

3

手握空拳，掌心朝下，手肘拉平，肩膀放松，双手放在喉咙的位置。骨盆和视线固定，随着吐气的动作转动双手，意识放颈椎上，左右为一次，重复 30～50 次。

4 放松肩胛骨、膏肓

大拇指和食指轻捏，其他的手指头拉长，手肘拉平、肩膀远离耳朵。吸气预备，吐气的时候将手肘往后延展，重复动作 50 次。

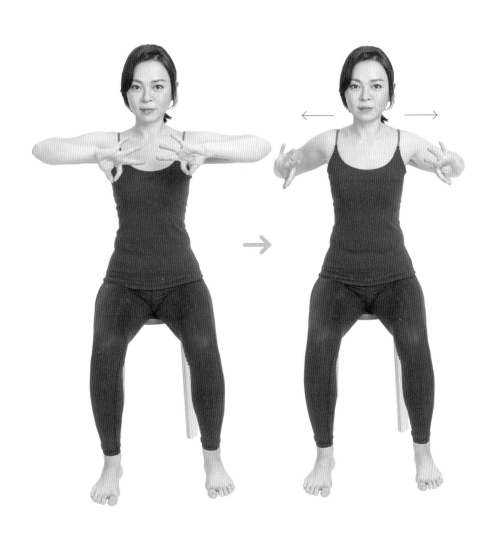

脊椎放松运动

坐姿脊椎伸展

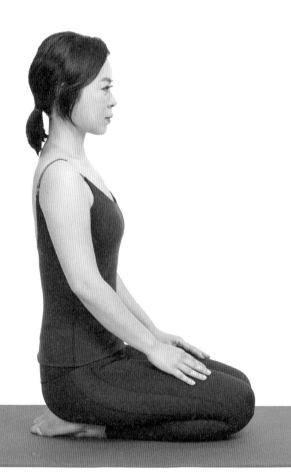

1 金刚坐姿，臀部坐于脚跟上方，双手轻松地放在膝盖或大腿的上方。

> **Tips** > 手的位置取决于你肩膀的舒适度，注意不要耸肩或是坐姿前倾。

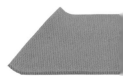

2 吸气预备，鼻子吐气，将肚子往内缩，弯曲脊椎呈 C 型、低头，吸气再回到坐姿，让你的动作随着呼吸而律动。重复此动作 30 次。

Tips > 动作的出发点是你的骨盆，而不是腰的位置。

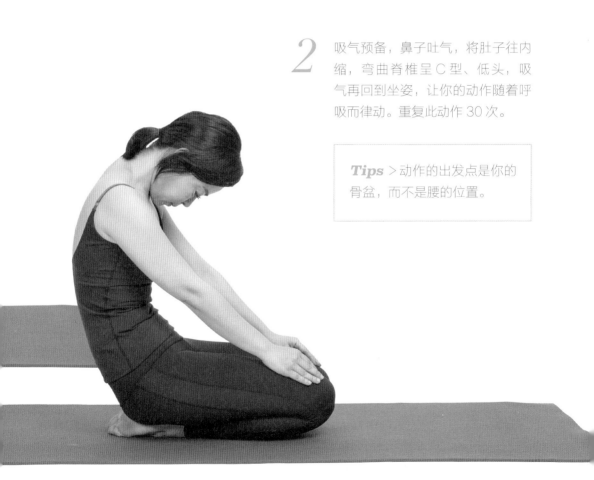

脊椎放松运动

脊椎呼吸练习

1 坐姿，骨盆稳定坐在地上或椅子上。闭上眼睛，专注于呼吸，放松呼吸，放松你的心。

2 将意念带到脊椎上，一节一节地放松。从你的头皮开始放松，接着放松头顶、眉心、脸部肌肉，再放松喉咙、肩膀、胸口、上腹部、下腹部，一直到骨盆底。

3 稳定骨盆，使之有往下扎根的感觉，让脊椎往上延伸拉长，肩膀远离耳朵，收下巴回来，延伸颈椎。

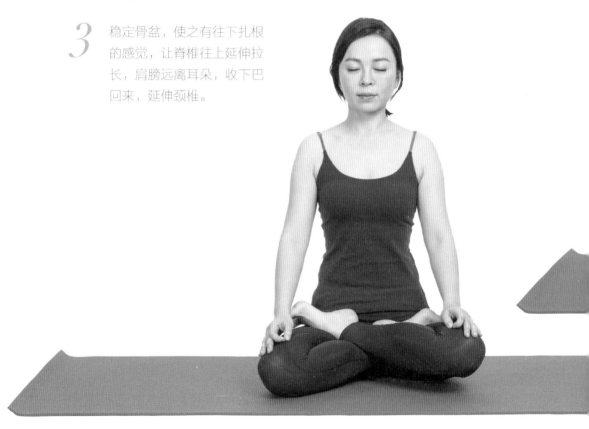

4 吸气的时候，想象这股气沿着脊椎往下走到脊椎的底部，吐气时，感觉这股气再沿着脊椎往上，接着继续吸气，让这股气再往下沉到骨盆底，不要让呼吸的流动停顿下来，吐气，再把这股气沿着脊椎往上。

5 给自己做几次这样单纯的脊椎呼吸，与内在这股能量连结。

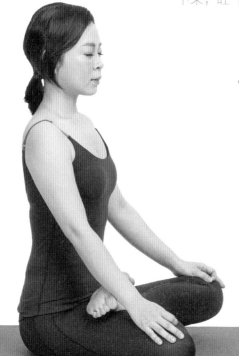

观想的练习

当你已经熟悉脊椎放松运动、脊椎呼吸练习，以及每一次的脉轮瑜伽练习，就可以在练习后，加入该脉轮的单音梵唱，以此来帮助能量的平衡与流动。身体是安定不动的，通过音频的震动，动的是内在的那股细微的能量流，这股细微的能量流通过三脉七轮，帮助平衡我们的脉轮系统。

练习时，观想着该部位脉轮的颜色，吸气的时候，把注意力带到该脉轮的位置上，吐气的时候感觉该部位的脉轮随着你的梵唱，脉轮代表的颜色闪闪照亮该部位。持续这样不间断的练习。每一次的练习，至少维持 5 分钟。

静心的练习

静心，就是安住自己的心。不是停止我们的思考，不是放空，不是什么都不想，而是帮助自己与内在智慧连结、身体与呼吸连结。

找到一个适合自己的呼吸节奏，调整吸气和吐气，或许可以从吸气 3 秒、吐气 3 秒开始练习，让自己专注在呼吸里，并在呼吸之中得到放松。

每一个人都有属于自己的呼吸节奏，你只需要用心地观察，聆听自己呼吸的频率与身体放松的程度，跟着内在的律动，慢慢地就可以找到内心的协调，感受到与内在的自己连结在一起，这就是静心的源头。

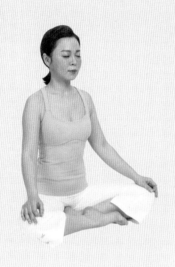

| 找回安定感与归属感 |

臀部与腿部**的稳定练习**

从身体层面来看，海底轮负责我们下半身的稳定，包括骨盆、臀部、大腿、小腿和脚掌等。想要拥有内心安定与归属感，不是取之于外在，而是需要平衡我们体内的海底轮。

静态的能量强化练习

左右开弓

1 蹲姿，左脚往侧边打开，膝盖与脚趾朝外；左脚往侧边伸直，脚掌勾起，双手放在身体中间。这时候会明显地感觉到从骨盆到大腿内侧的伸展。停留3~5分钟，保持稳定呼吸。

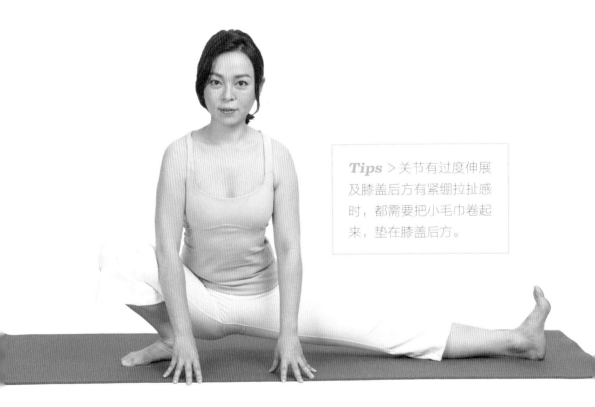

Tips > 关节有过度伸展及膝盖后方有紧绷拉扯感时，都需要把小毛巾卷起来，垫在膝盖后方。

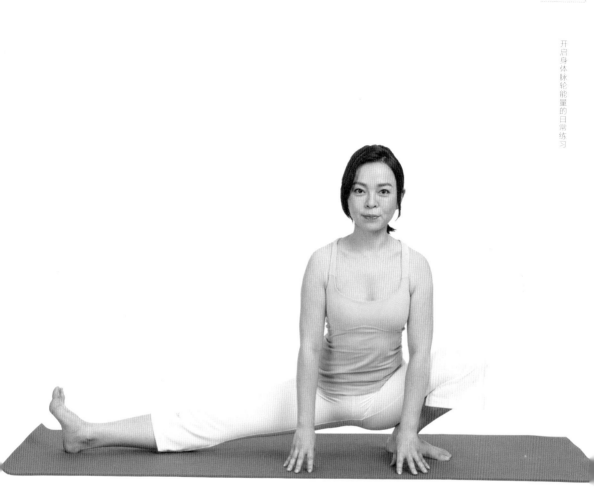

2　同样的姿势，左右脚交换。

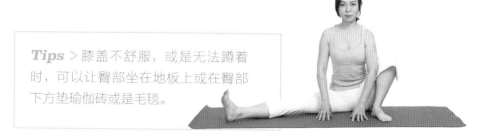

Tips ＞膝盖不舒服，或是无法蹲着时，可以让臀部坐在地板上或在臀部下方垫瑜伽砖或是毛毯。

动态的能量强化练习

躺姿抬腿

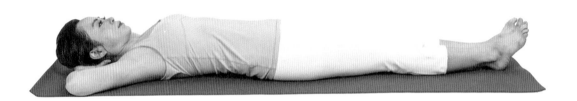

1 躺在地板上，双脚并拢伸直放于地上，双手互扣枕在头部后面。如果平日腰容易酸者，可以折一条小毛巾放在腰部的位置。

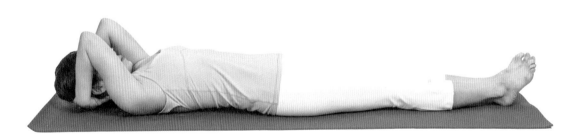

2 吸气，收下巴，肩膀远离耳朵，将手肘慢慢靠近耳朵。

开启身体脉轮能量的日常练习

3 吐气，收下巴，肚子往内缩，头离开地板，拉长颈椎后侧，同时把双脚抬高，与地板呈90°。

4 吸气预备，鼻子吐气，头和双脚再一起慢慢放回到地板上。重复步骤1～4，共15次。

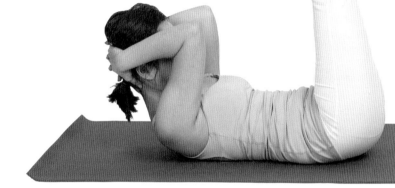

Tips > 做此动作如果感到过于吃力，可以弯曲膝盖、将双手放于腰部，再进行抬腿动作。

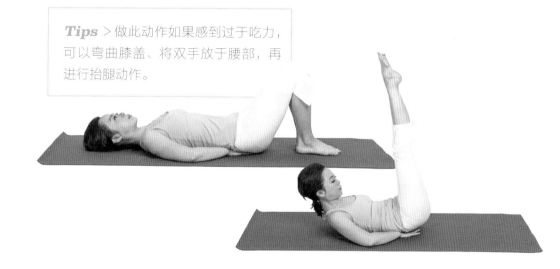

静心调息

动作结束后，回到坐姿，调整呼吸，保持脊椎拉长延伸，进行 5 分钟的静心调息，将有助于能量的凝聚与恢复。

⊙ **想着代表的颜色：** 红色

⊙ **唱诵代表共振音：** 呜

⊙ **精油涂抹的部位：** 脚底涌泉穴

⊙ **精油的选择：** 海底轮的元素是大地，香气的能量来自于植物的根与干，姜、云樟、雪松、杜松、乳香、广藿香。这些植物的根，都有着温暖且稳定的特质，能够在我们身心能量疲乏的时候，给予我们修补与重建。因为循环不佳所造成的寒冷，也很适合将此类精油涂抹于脚底，借此给予我们力量，使我们稳定地往前走。

⊙ **凝聚正能量语录：**

我在大地之母的怀抱中，我拥有稳定的力量。

我信任我自己，我是安全的。

我在光明闪耀之中，大地的爱与丰盛的力量正流向我。

我是安全的，我是大地之爱。

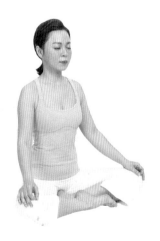

骨盆与生殖系统的平衡练习

从身体层面来看，下腹轮影响着我们的生殖系统、泌尿系统和性腺。从能量层面来看，对应的是"子女"，这里所指的子女不光是儿女，还包括工作事业、金钱投资、存款等，代表的是"我所在意的成果"。当我们通过瑜伽练习为下腹轮带来平衡时，就会拥有自我肯定的能力，对于自己所做的事情是满意的。

静态的能量强化练习

海豹停留

1 折一条毛巾、打横，放在下腹部骨盆前侧的位置。

2 双手手肘撑地，打开比肩膀宽，双脚打开与臀部同宽。

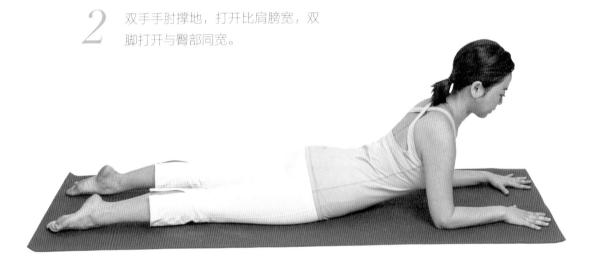

3 吸气，尾骨往地板的方向卷，拉长下腹部，肩膀往后卷打开胸口，延伸脊椎带起上半身。

4 吐气，颈椎放松下垂，肩膀放松，在
这里停留 3 分钟，手会微微地撑住地
面，感受下腹的拉长。

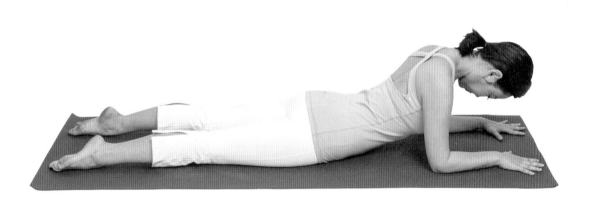

5 反复数次后，觉得累时可
将身体往后推回到婴儿式
休息。

动态的能量强化练习

起身摸脚

1 在腰部下方垫一个毛毯或枕头，平躺在地上，双手手心平贴在地板上。

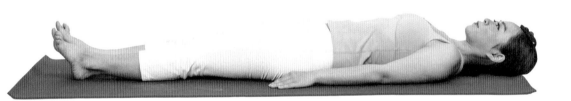

2　吸气，双手持续放在地板上，
双脚高举到 90°，随着吸气
把脚带靠近身体。

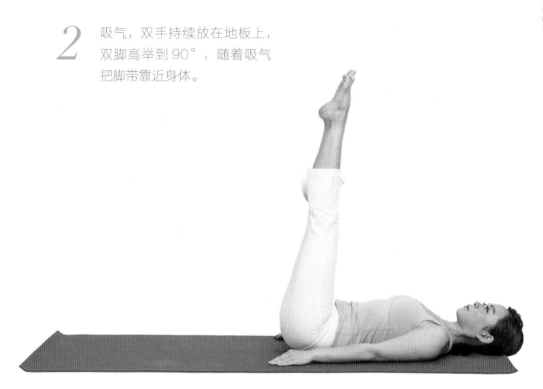

Tips > 脚无法伸直的人，
也以可弯曲脚，不要勉强以
免受伤。

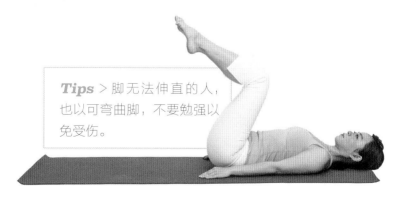

Tips > 滚动过程中，如果发现身体歪斜，请先让身体回正，再继续练习。

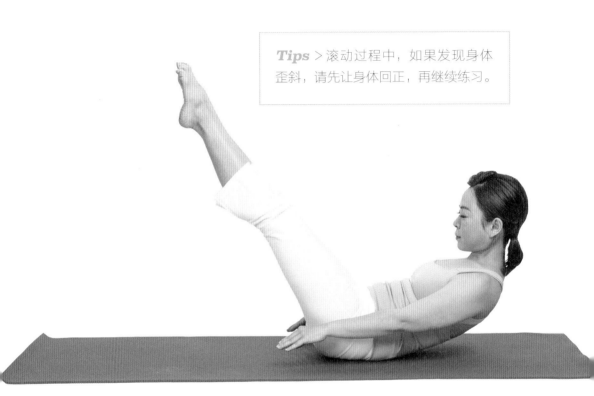

3 吐气，身体随着脚往前回到地
上，身体向前弯，手摸脚趾。

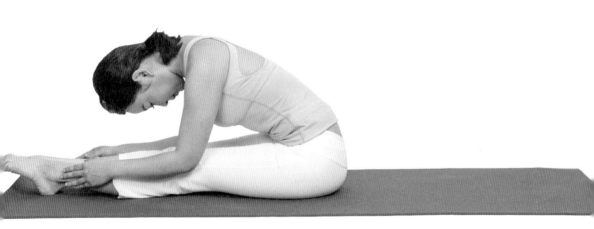

4 配合呼吸，重复步骤 1～3 的动作，
重复 30 次。

静心调息

　　动作结束后，回到坐姿，调整呼吸，保持脊椎拉长延伸，进行 5 分钟的静心调息，将有助于能量的凝聚与恢复。

⊙ **想着代表的颜色**：橙色

⊙ **唱诵代表共振音**：伊

⊙ **精油涂抹的部位**：下腹部

⊙ **精油的选择**：下腹轮的香气能量来自于植物的花朵，例如茉莉、玫瑰草、天竺葵、永久花、伊兰伊兰、快乐鼠尾草、罗马洋甘菊。这些来自花朵的能量，会在当我们感受到自己受委屈、被背叛等心灵受伤的时候，深入到达心灵深处。慢慢地，让我们学会放下，变坚强，带着如水滋养万物般的慈悲心，用智慧来看待事件，再次安静地把心净空，回到当下，这时爱与慈悲会出现，而你也会因此得到心灵的滋养。

⊙ **凝聚正能量语录：**

我把时间放在能让自己快乐的事情上。

我疼爱我自己，任何时候我都知道我是最好的。

我如意自在，丰盛、喜悦。

我是有价值的人，我喜爱我的价值。

我拥有一切我想要的，我是我自己最亲密的朋友。

我做我爱的事，财富随之而来。

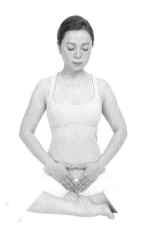

腹部与消化系统的平衡练习

上腹轮里有我们体内主要的转换器官，它们可以将吃进来的食物通过消化系统转换成维持生命运转的能源，当我们觉得肠胃消化不良、胀气或是腰酸背痛，都是上腹轮失衡传递出来的信息。上腹轮失衡时，容易让人感到懒洋洋、对于生活与工作失去热情，想要改变这样消极、没有动力或意愿的状态，需要多做上腹轮的瑜伽练习。

静态的能量强化练习

蝗虫飞翔

1 采取全身趴在地板上的姿势，额头轻轻点地，双手十指互扣轻握拳在背后。

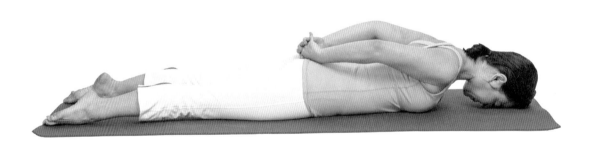

> ***Tips*** > 如果有腰酸的情况，可在肚子下方垫一条毛巾。

2　吸气，肩膀往后夹并带起上半身，同时双脚往正后方延伸拉长并离开地面，只剩腹部支撑于地板，停留 8 个呼吸。

> **Tips** ＞ 如果在做这个动作时感到很累，可以从停留 5 个呼吸开始练习。

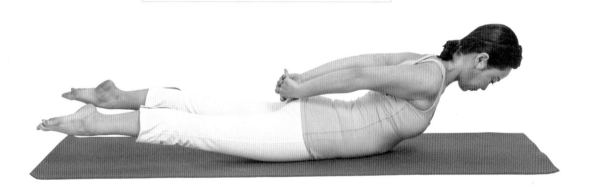

3　鼻子吐气，回到趴在地上的姿势，重复这样的循环 5 次。

动态的能量强化练习

划船吐纳

1 躺在地板上，双手手掌朝
上方，双脚并拢。

2 吸气，下巴微微往内收，肩
膀轻轻地拉离耳朵。

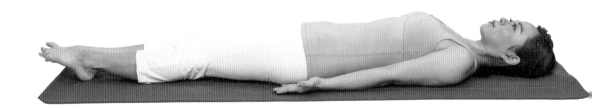

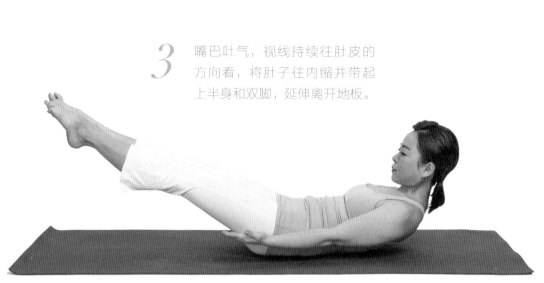

3 嘴巴吐气，视线持续往肚皮的
方向看，将肚子往内缩并带起
上半身和双脚，延伸离开地板。

4 吸气，轻轻地将身体
放回到地板上。

5 重复步骤2～4的动
作30次。

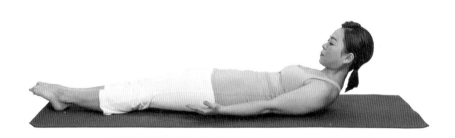

Tips > 如果有腰酸的情况，可以先不
用抬脚，将上半身带起就好。

静心调息

　　动作结束后，回到坐姿，调整呼吸，保持脊椎拉长延伸，进行 5 分钟的静心调息，将有助于能量的凝聚与恢复。

⊙ **想着代表的颜色**：黄色

⊙ **唱诵代表共振音**：噎

⊙ **精油涂抹的部位**：上腹部

⊙ **精油的选择**：香气的能量来自于植物的茎叶，如生姜、茴香、薄荷、罗勒、牛至、香菜、迷迭香、木姜子。这些都是比较属于香料类的香气能量，不仅能够提供给消化与转化能力，还能给予我们专注和持续的能量来完成自己的目标。

⊙ **凝聚正能量语录**：

我拥有完美自发的行动力，我的快乐丰富了自己与他人。

人们会自然地在我身上发现勇气与毅力。

我的热忱像磁铁一样吸引我想吸引的人，我拥有自信。

我的时间创造财富，财富创造时间。

我的每一个层面都充满了爱与光明。

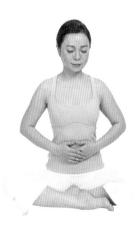

呼吸与上背的放松练习

　　心轮代表生活的顺遂度，当生活感到不顺心时，往往会伴随着胸闷、呼吸困难、呼吸浅短等现象。我们对生命承受度的表现也呈现在心轮上，想要让心境更开阔，想要让生活更顺心愉悦，那么先从平衡心轮开始吧。

静态的能量强化练习

麻花脚伸展

1 身体躺在地板上，右脚交
叠在左脚上方，双手环抱
双腿靠近身体。

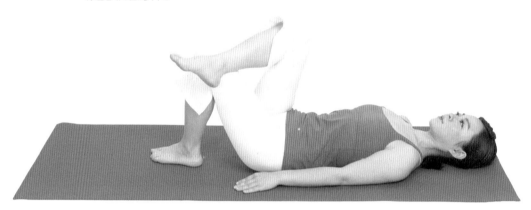

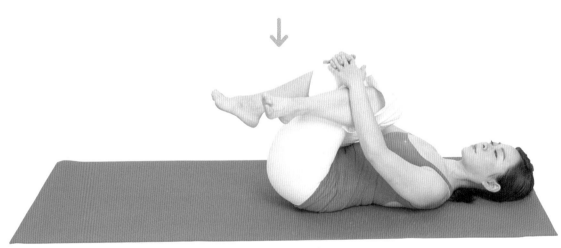

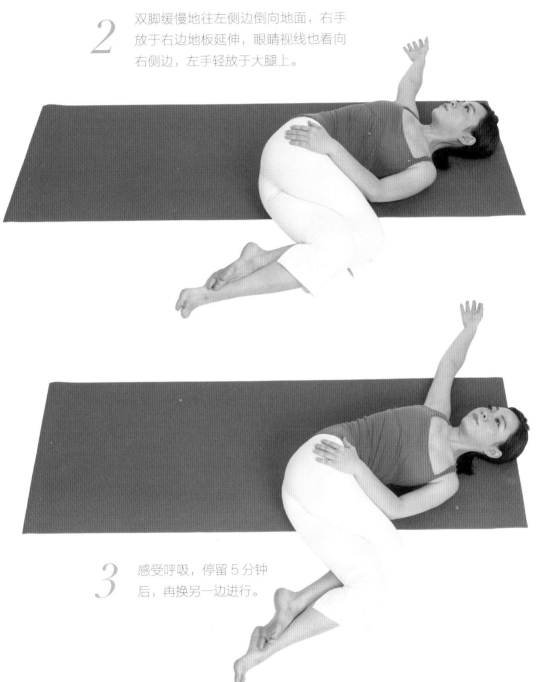

2 双脚缓慢地往左侧边倒向地面，右手放于右边地板延伸，眼睛视线也看向右侧边，左手轻放于大腿上。

3 感受呼吸，停留 5 分钟后，再换另一边进行。

动态的能量强化练习

手臂延展

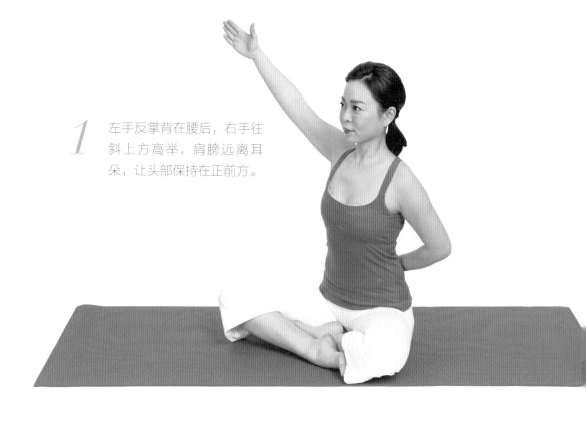

1 左手反掌背在腰后，右手往斜上方高举，肩膀远离耳朵，让头部保持在正前方。

2 吸气预备，吐气，同时将右手延伸往斜45°的地方，扭转身体往右后方伸展，吸气回正至步骤1的动作。

3 吐气，再度将身体从右前方扭转至右后方，重复动作15次后换另一边练习。

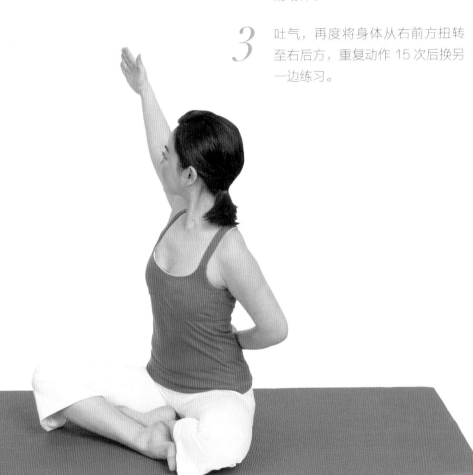

静心调息

　　动作结束后，回到坐姿，调整呼吸，保持脊椎拉长延伸，进行 5 分钟的静心调息，将有助于能量的凝聚与恢复。

⊙ **想着代表的颜色：** 绿色

⊙ **唱诵代表共振音：** 喔

⊙ **精油涂抹的部位：** 两胸之间膻中穴

⊙ **精油的选择：** 心轮的香气能量来自于植物的树皮树枝，如茶树、桂皮、没药、罗文沙叶等。通过这些树皮树枝的植物能量，能够帮助我们回到自己的心，从心去发现自己的需要，就好像是闭上眼睛用心去感受风的能量般，重建自觉与信心。从心去关注自己所需，安住回自己的心。

⊙ **凝聚正能量语录：**

我坦然接纳每一个层面的自己。

我放松我自己，我让自己进入内在的平和与宁静。

我彰显我的爱，我体验爱、选择爱。

我的存在就是爱，我以宁静平和的心对待自己与他人。

我会好好爱自己，我值得爱，我让爱与慈悲进入我的生活。

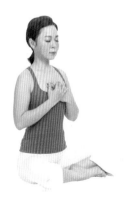

肩颈与喉咙的放松练习

当我们长期处于压力之下，常会用"这样的状态真的让我喘不过气"来形容，如果我们常处于紧张的状态，我们也会说"我真的是紧张到无法呼吸了"，这一点显示出紧张压力的情绪与喉轮的相关性了，想要让身心放松，就从平衡喉轮的瑜伽练习开始吧！

静态的能量恢复练习

平衡鱼式

1 身体躺在地板上，双脚
轻轻并拢。

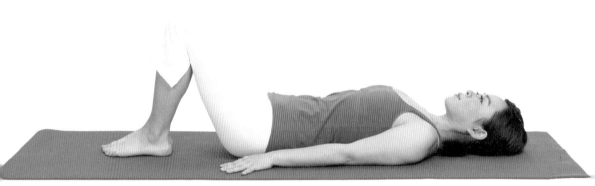

2　手掌握拳、手肘弯曲撑地于身体两侧。吸气，手肘轻轻推地，臀部立在地板上，后脑勺往下滑动，帮助头往后仰。找到头顶可支撑的位置后，停留在这里深呼吸，可停留 3～5 分钟的时间。

> **Tips** > 如果无法将头独力支撑在地板上，可以卷一条毛巾枕在胸口后方。

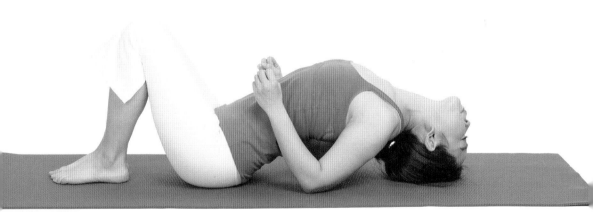

动态的能量强化练习

三脚猫背伸展

1 预备动作，四足跪在地板上。

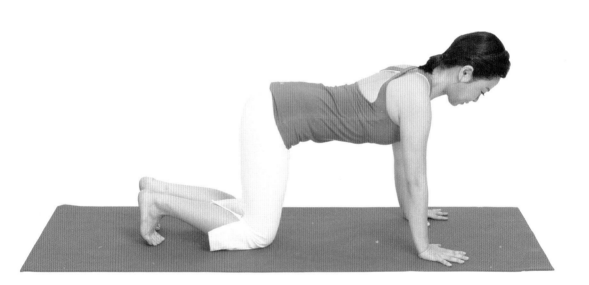

2　吸气，延伸脊椎，拉长腹部，脖子往上延伸，
　　眼睛看眉心，左脚往后上方拉长延伸。

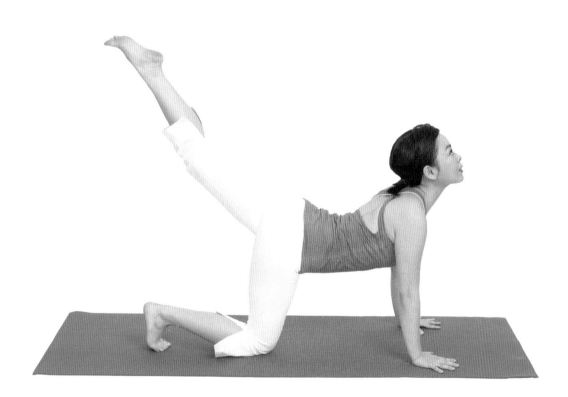

3 吐气，低头，拱背，下巴往胸前靠近，眼睛看鼻尖，颈椎后侧拉长，左脚膝盖轻轻触碰额头。

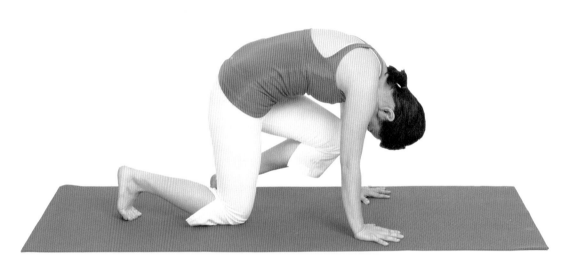

Tips > 如果膝盖无法碰到额头也没关系，让额头与膝盖尽量靠近即可。

4 重复步骤2~3的动作，共7次，换
脚，再重复7次。结束后，臀部坐回
到脚跟，回到婴儿式休息。

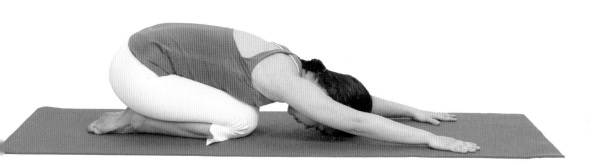

> *Tips* > 膝盖会感到不适，或是
> 膝盖曾受过伤的人，可在膝盖下
> 方垫毛巾。

静心调息

　　动作结束后，回到坐姿，调整呼吸，保持脊椎拉长延伸，进行 5 分钟的静心调息，将有助于能量的凝聚与恢复。

⊙ **想着代表的颜色**：蓝色

⊙ **唱诵代表共振音**：啊

⊙ **精油涂抹的部位：**脖子、肩颈

⊙ **精油的选择：**香气的能量来自于植物的树叶，如尤加利、薄荷、冷衫、柠檬、丝柏、醒目薰衣草。当开始觉得呼吸不顺畅，这些清新且鲜明的气味，能够让我们的情绪稳定下来，为自己创造一个内在的空间，在这样一个疗愈空间里，你可以自由地呼吸，感觉身心放松，享受被宁静稳定的能量所包覆着的愉悦。

⊙ **凝聚正能量语录：**

我了解宇宙的声音就是我内在的声音。

我真心地表达我自己，我追随我内在的声音。

我欣赏每一个人的特质，我发现他们美好的位置。

我的身体与心灵可以互相且完美沟通。

我聆听心灵的歌唱，所有的演化都是丰盛多彩的。

我真诚地赞赏别人，我演奏赞赏的旋律。

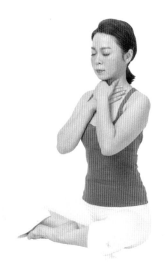

大脑与五官的深层放松练习

　　眉心轮在生理系统上影响了我们的大脑、小脑与中枢神经等，包括眼睛、耳朵、鼻子、嘴巴、松果体与脑下垂体等，是我们肉身的指挥中心。在事业与生活中对应到的是我们领导管理的能力，大至上司对下属的管理，小至对自己物品、文件、数据等的管理，都是属于眉心轮所负责的范围。想要有良好的管理能力与清晰明白的思绪，一切先从平衡眉心轮开始！

静态的能量恢复练习

兔式延展

1 预备动作，以婴儿式的姿势趴跪在地板上，双手往前延伸。

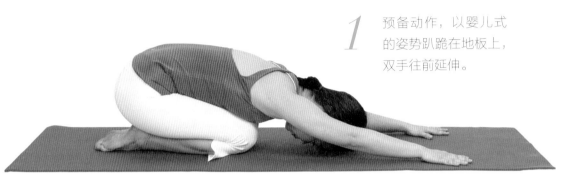

2 吸气，下巴往内收，慢慢将头顶点地，同时将臀部抬离地板，双手放于身体两侧。先轻轻前后挪动头顶，按摩头部。

> **Tips** > 如果在按摩头顶时感到很酸痛的话，可以多按摩一会儿，等到觉得比较舒服时，再进入到下一个动作，或是也可以只停留在这个动作。

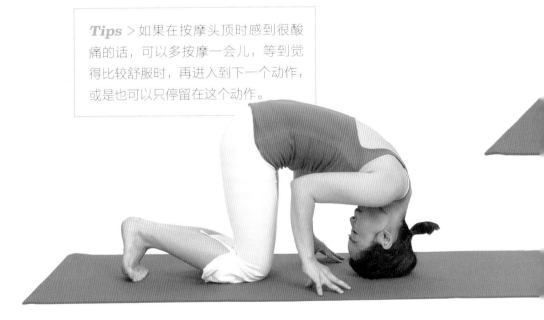

3 双手离开地板往背后互扣，再往天空的方
向拉高，保持稳定的呼吸，停留 3 分钟。

> **Tips** > 当头在地板上的时候，避免
> 转动或移动脖子，以免受伤。

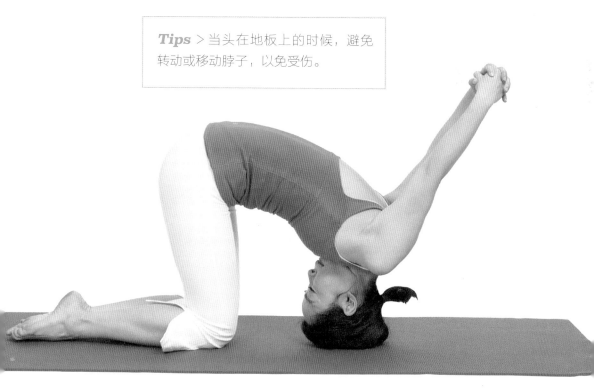

青蛙跳水

1 双脚打开比臀部宽，双脚膝盖、
脚趾朝向外侧，双手放在身体
前方的地板上，呈青蛙蹲姿。

Tips > 青蛙蹲姿时，会感觉到
大腿内侧骨盆底的伸展，如果蹲
着的时候感到吃力，可以在臀部
下方垫一条厚毛巾。

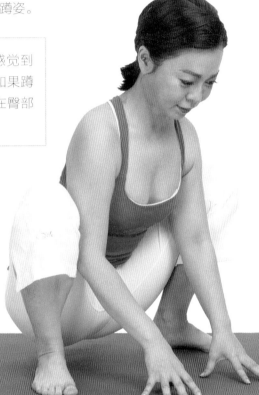

2 吸气，将双脚伸直，臀部抬高离开大腿，双手轻点地板。吐气，将身体带回步骤 1 的青蛙蹲姿。配合呼吸，重复步骤 1～2 的动作，共 30 次。

> *Tips* > 腿伸直时会感觉到大腿后侧的伸展，如果觉得腿后侧太紧，可以微弯膝盖，不要勉强打直，以免受伤。

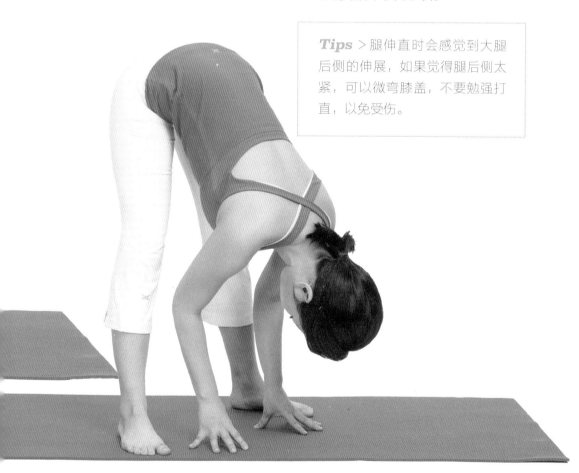

静心调息

　　动作结束后，回到坐姿，调整呼吸，保持脊椎拉长延伸，进行 5 分钟的静心调息，将有助于能量的凝聚与恢复。

⊙ **想着代表的颜色：**靛色

⊙ **唱诵代表共振音：**嗡（OM）

⊙ **精油涂抹的部位：**眉心、太阳穴

⊙ **精油的选择：**香气的能量来自于植物的果皮，野橘、西柚、柠檬、青柠、佛手柑。这些来自于植物果皮的能量，能够给我们提供新鲜与亮丽感受，这样令人愉悦的香气可以活化海马体、激励左脑思考。果皮的香气能量，可以给予感官与觉知活力和支持，会让我们拥有清晰的思路来进行逻辑性的思考。当你觉得工作到头昏眼花的时候，不妨来点儿青柠或柠檬，它们可以避免陷入更深层的困惑，帮大脑做舒服的 SPA。

⊙ **凝聚正能量语录：**

我在这里，我知道我是谁。

每一个时刻，我总是站在最好的位置上。

我倾听我内在的智慧，我顺从内在的指引。

我信任我的直觉。

我要的答案连结宇宙光明，洞见自然在心中。

我知晓一切事件的元素与本质。

我运动、吃光的食物，宇宙灵流流入我身体。

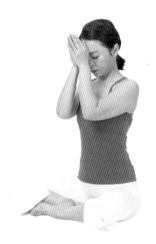

提升每日能量的瑜伽练习

　　古印度的瑜伽行者认为，在一天的开始和即将结束的时候，是天地阴和阳交会的时候，这个时候空气中充满了生命的能量，此时练习"拜日式"，不但是对太阳的尊敬，同时也可以吸收到更多的能量，让我们充满活力。

　　拜日式的动作除了弯曲延展脊椎前后，同时也伸展我们全身的每块肌肉、每根血管和神经，放松关节和按摩所有的内脏器官。拜日式不仅可以帮助我们平衡自身的脉轮系统，还有助于帮助吸收生命的能量，更是可以唤醒内在的练习。

　　在每一次练习中，都要保持专注的心并完全地放松，让身体的紧绷和压力在一吸一吐之间慢慢地消失，并保持动作的流畅度与和谐。练习时也可以借由改变呼吸的方式，平衡并恢复身体的失衡状况。

　　早晨的拜日式练习，可以帮助我们唤醒身体机能，提供身体一天所需的活力和能量；晚间的拜月式练习，可以帮助平衡交感和副交感神经，平复纷扰的思绪，帮助睡眠。拜日式与拜月式皆涵盖了七大脉轮的练习，是瑜伽体位法中最重要也是最基本的功法之一，建议大家每天都进行练习。

早晨的
拜日式练习

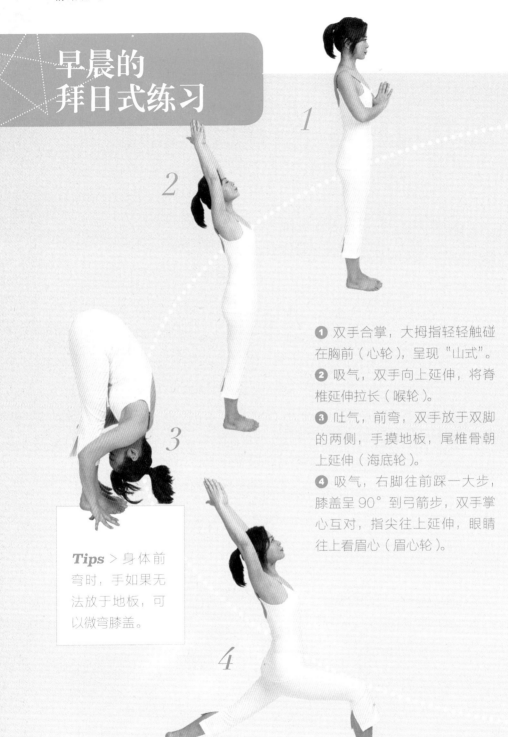

1

2

3

Tips > 身体前弯时，手如果无法放于地板，可以微弯膝盖。

4

① 双手合掌，大拇指轻轻触碰在胸前（心轮），呈现"山式"。

② 吸气，双手向上延伸，将脊椎延伸拉长（喉轮）。

③ 吐气，前弯，双手放于双脚的两侧，手摸地板，尾椎骨朝上延伸（海底轮）。

④ 吸气，右脚往前踩一大步，膝盖呈90°到弓箭步，双手掌心互对，指尖往上延伸，眼睛往上看眉心（眉心轮）。

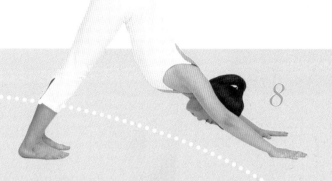

8

⑤ 闭气，右脚往后踩到左脚旁，呈"平板式"（喉轮）。

⑥ 吐气，膝盖点地，身体往前挪，手肘弯曲贴地，胸和下巴贴地，呈"八点敬拜式"（上腹轮）。

⑦ 吸气，双手撑地，延伸脊椎，让耳朵离开肩膀，来到"眼镜蛇式"（下腹轮）。

⑧ 吐气，身体往上推，尾椎骨朝上延伸，来到"下犬式"（喉轮）。

⑨ 吸气，回到步骤1的"山式"，再重复步骤2～8的动作，步骤4换另一只脚往前呈弓箭步。一套完整的练习，需重复6回合（左右一次，为一个回合）。

7

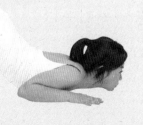

> **Tips1** > 让身体呈一直线，注意不要耸肩、腰部不下陷。
>
> **Tips2** > 由于刚开始练习而感到吃力的人，可以将膝盖放于地板上。

6

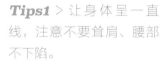

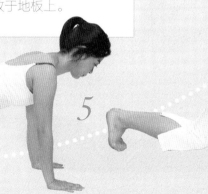

5

夜晚的拜月式练习

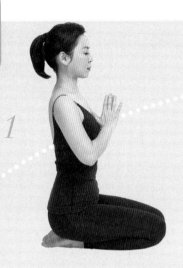

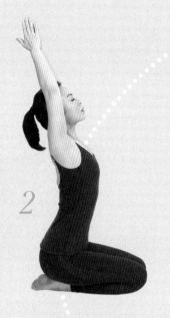

❶ 呈金刚坐姿，双手合掌于胸前，大拇指触碰在胸前（心轮）。

❷ 吸气，双手往上延伸拉长（喉轮）。

❸ 吐气，前弯到"婴儿式"（海底轮）。

❹ 吸气，双手来到肩膀下方并撑起身体，往上延伸脊椎（下腹轮），做"眼镜蛇式"。

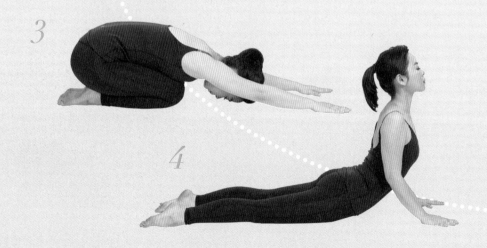

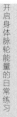

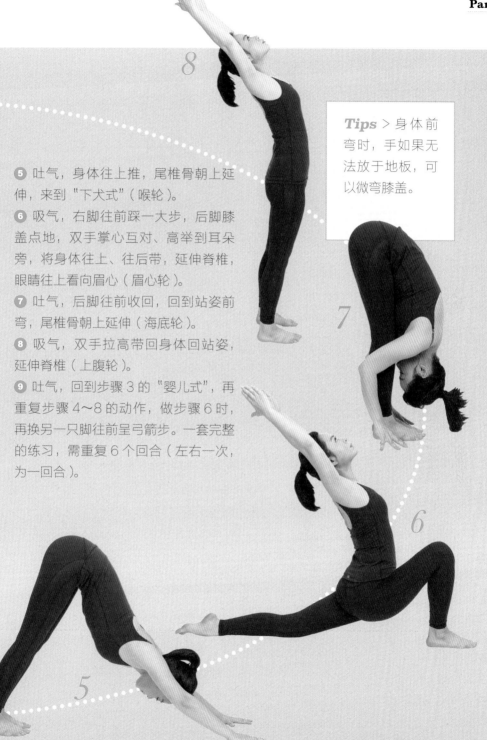

⑤ 吐气，身体往上推，尾椎骨朝上延伸，来到"下犬式"（喉轮）。

⑥ 吸气，右脚往前踩一大步，后脚膝盖点地，双手掌心互对、高举到耳朵旁，将身体往上、往后带，延伸脊椎，眼睛往上看向眉心（眉心轮）。

⑦ 吐气，后脚往前收回，回到站姿前弯，尾椎骨朝上延伸（海底轮）。

⑧ 吸气，双手拉高带回身体回站姿，延伸脊椎（上腹轮）。

⑨ 吐气，回到步骤 3 的"婴儿式"，再重复步骤 4~8 的动作，做步骤 6 时，再换另一只脚往前呈弓箭步。一套完整的练习，需重复 6 个回合（左右一次，为一回合）。

Tips ＞ 身体前弯时，手如果无法放于地板，可以微弯膝盖。

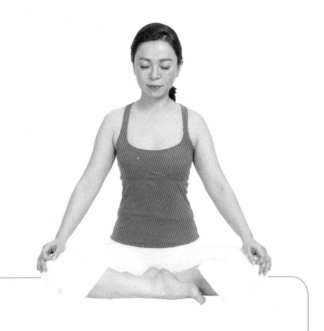

心轮呼吸练习

让身体自然地坐在椅子上或地板上，脊椎拉长，肩膀和眉心都放松。双手掌心朝下，大拇指与食指轻轻地碰触在一起，其余的手指自然地、放松地轻放于大腿上。

闭上眼睛，放松身体，用鼻子吸气，再用嘴巴慢慢地将气吐掉，让这一个呼吸的过程是温柔的，不需要太用力。吸气的时候想象从头顶把宇宙的能量、光明吸入身体，一直吸入到胸口、心轮的位置。如果这样的想象很困难，你可以想象好像用淋浴头冲澡一般，莲蓬头出来的水就好像是宇宙的能量。

嘴巴吐气的时候，把这闪亮的光芒从你的心轮往四面八方散发出去，就好像是蚕宝宝吐丝一样，通过一次又一次的呼吸，亮晶晶的光芒不断通过吐气把自己团团包围住，感觉你身处在光中，感觉你是安全的、宁静的。

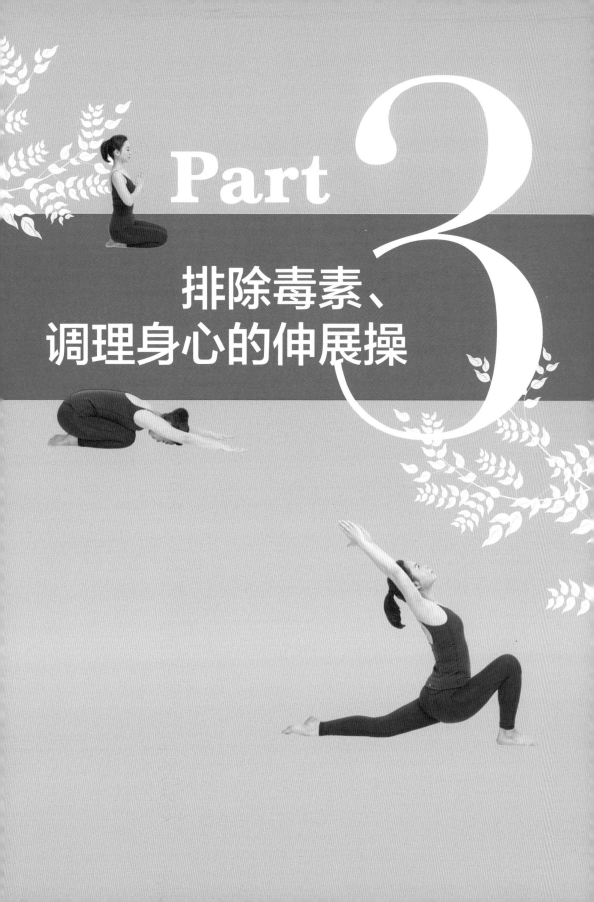

Part 3

排除毒素、调理身心的伸展操

恐惧　悲伤　失望　忧郁

赶走负能量的伸展练习

心轮对应我们的心脏，是胸腔内重要的器官，而心脏又与胸腺息息相关，是免疫系统 T 细胞的形成要素。免疫系统主要的功能是对抗外来有害的物质，不让身体受到伤害。因此免疫系统也代表着保护自己不受外在侵略的能力，如果免疫系统失去原有的平衡，能量过度扩张，就会发生过敏的现象；如果能量萎缩，则容易受到感染。

如果我们时时感受到正面且包含爱的情绪，便会让免疫功能变得更好，并能够有充足的能量来击退入侵身体的病菌。但是，如果不断地对自我产生负面的情绪，如悲伤、厌恶、不喜欢自己等，就很容易生病或是感冒。由此可以清楚地知道，情绪状态具有增强或减弱胸腺的功能，自然地就会影响到我们的免疫系统。

有些人长期的过度保护自我，会不自觉地用一道防护墙把所有情绪封闭起来，以为以武装的心可以避免伤害和攻击，却忘了同时也隔绝了温暖与爱的流动。

双手（包含手臂），是我们对外伸手拥抱和触碰他人的部位，也是用来抵抗或保护自己的部位，平衡顺畅的心轮能量会通过胸腔向上进入肩膀和手臂，同时也会延伸到颈部与脸部。要让我们的心轮达到一个平衡的能量形式，需要的是愿意打开自己的心，通过放松胸部、上背、肩颈等部位，同时释放那些自己无法处理而压抑的情绪，像是恐惧、悲伤、失望、忧郁等。学会打开心，接受每一个层面的自己。

赶走负能量的伸展练习

蝴蝶脚

1 将浴巾折成长条状，枕在肩膀腋下的位置，双手枕在后脑勺。

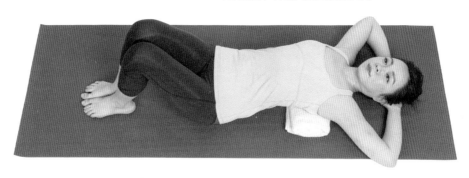

2
❶双脚并拢踩地，往两侧打开来，在这个动作进行呼吸。
❷吸气，感觉胸口心轮的位置往四面八方扩张，好像一颗翠绿色的绿宝石，开始闪闪发亮。
❸吐气，感觉扩张的位置放松，并将这种放松的感觉从胸口往后延伸到背部。重复这样有觉知、有意识的停留 5 分钟。

> *Tips* >过程中，枕在头下方的手臂如果麻了，可以随时解开来动一动。

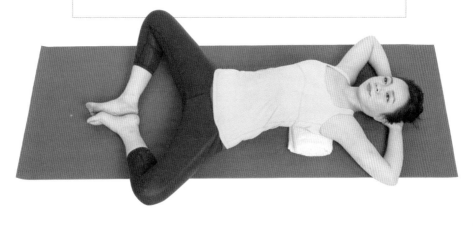

赶走负能量的伸展练习

趴姿拉肩背

1 身体趴在地板上，左手往左侧打开、右手扶地置于胸旁，手掌大大地张开，让每一根指头都分开来。头转看右边，双脚往前方伸直，左耳朵贴地，感觉从两胸之间心轮的位置往左手臂的方向延伸拉开来。

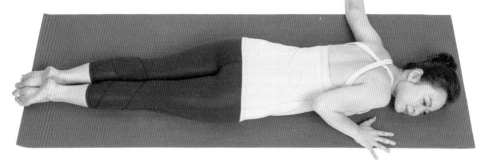

2 将身体往后，臀部放于地板，右手扶于背后地板或反掌背在左侧腰上，同时将左手往后方延伸拉长，避免挤压到肩关节。停留，呼吸约5分钟，每一个吐气从胸口、肩胛骨、心轮的位置放松。

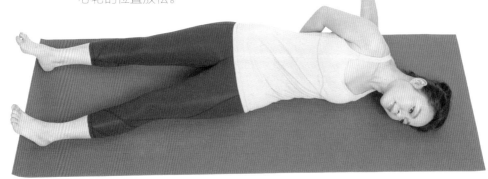

替代动作

如果有人的肩颈、胸口太紧绷而无法将
脚往后踩，可以先将双脚屈膝放在腹部
的前方，再慢慢侧身翻转。

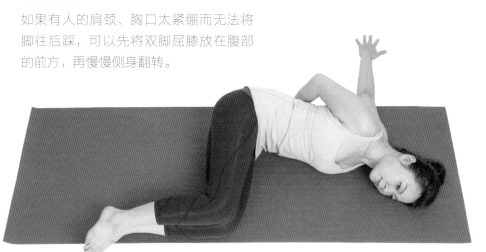

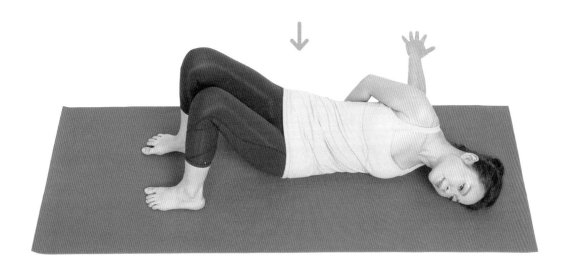

猫背伸展

1 让身体呈四足跪姿，手掌位于肩膀正下方，而膝盖位于髋关节的正下方，手掌要完全地展开来，手肘微微弯曲。

> **Tips** > 手肘需微弯，注意不要打直将肘关节"死锁"，要保持能量的畅通。

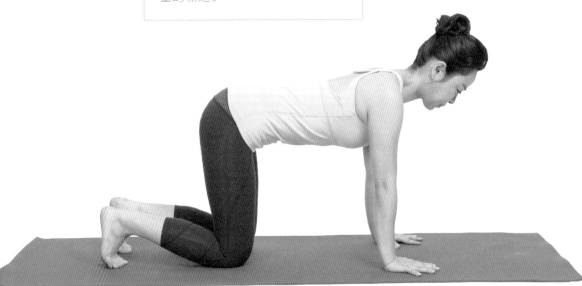

2　吸气，将锁骨往两侧打开，打开
　胸口，延伸脊椎，感觉从下腹部
　开始延伸到颈部，眼睛往上看向
　眉心。

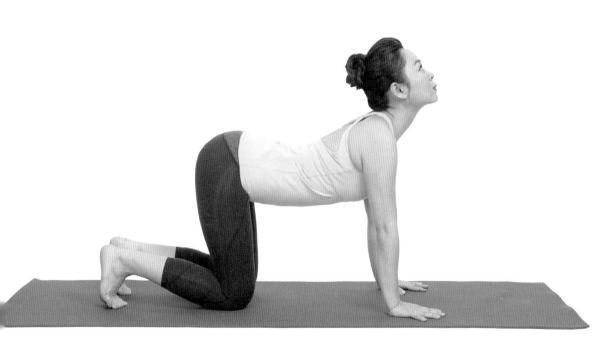

3 吐气，肚子微微往内缩，卷骨盆往下，拱背、肩膀远离耳朵，低头，让下巴尽量靠近胸口，视线看到鼻尖的位置。

Tips > 练习时，放慢呼吸，把觉知带到心轮的位置，通过每一次的吸吐试着从心里慢慢地打开紧绷的地方。

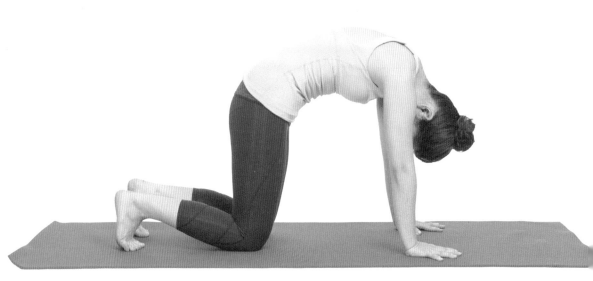

4 再次吸气，回到步骤 2 的动作，重复
这样缓慢的呼吸伸展动作 8 次。

> ***Tips*** > 把注意力放到脊椎上
> 方，留意每一个移动时身体的
> 变化，接受每一个层面的身体
> 与情绪。

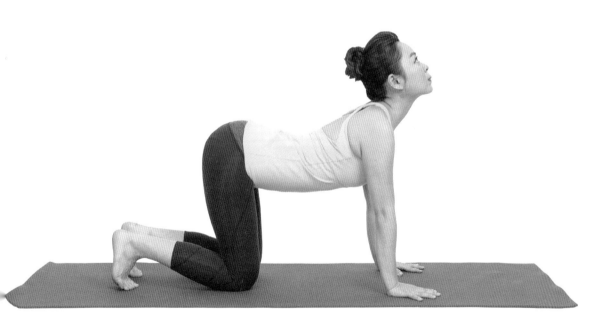

赶走负能量的伸展练习

开手画彩虹

1 侧躺，左手枕在耳朵的下方，右手
往侧边伸直，膝盖弯曲呈90°。

2 吸气，右手拉高指向
天空，肩膀远离耳朵。

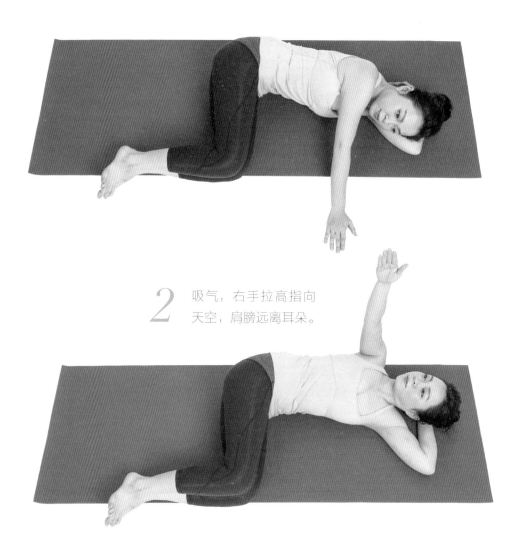

3 吐气，右手带动身体转向右侧，从心
轮开始放松，感觉从右胸前延伸到右
腋下，并将这个放松的感觉延伸到腋
下、右手臂及至整个右手掌。

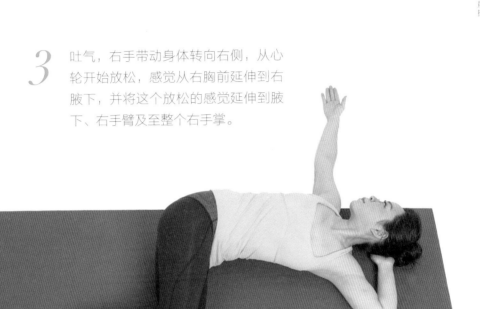

4 吸气，将右手拉回指向天空，吐气，让
右手回到右边的地板上。配合呼吸，重
复此动作共8次，再换边进行。

左右鼻孔交替呼吸法

"左右鼻孔交替呼吸法"（Nadi Suddhi Pranayama），我们也称之为"气脉净化呼吸法"。

右鼻孔可以启动右脉（Pingala Nadi），其比较偏向于身体机能运动的功能。利用右鼻孔呼吸，主要目的是增加身体的能量，同时也可提高消化系统功能、提升神经系统的传导，特别是交感神经系统，右鼻孔呼吸练习也是帮助提升身体代谢的好方法。

左鼻孔可以启动左脉（Ida Nadi），利用左鼻孔呼吸练习，主要可以达到平静和放松，特别是交感神经系统，此呼吸法比较偏向启动情绪、心灵方面的能量。

【身体层面的改善】

1. 洁净鼻道和平衡大脑的呼吸模式。
2. 帮助身体增加活力。
3. 可以平衡交感和副交感神经（自主神经系统）。
4. 帮助体内的气脉做到净化的呼吸法。

【心灵层面的改善】

1. 让心灵稳定宁静、思绪清晰和注意力集中。
2. 清除气脉的堵塞、平衡左右气脉。

【练习方式】

Step ❶：找到舒服的坐姿。

Step ❷：将大拇指与无名指轻放在鼻翼的两侧。（大拇指按住右侧鼻翼，无名指按住左侧鼻翼）

Step ❸：先用大拇指按住右鼻翼，用左鼻孔吸气4秒；再用无名指按住左侧鼻翼，放开大拇指从右鼻孔吐气4秒。

Step ❹：左吸右吐、右吸左吐，为一回合，依照自己的呼吸节奏，进行8回合的练习。

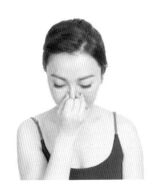 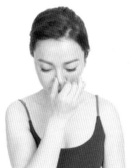 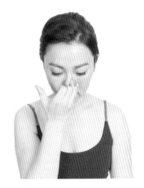

> *Tips* > 通过这个呼吸法练习，可以发现自己目前是哪一边的脉轮能量比较旺盛（左右边鼻孔哪边比较通畅），如果发现一边有阻塞的状态，可以把毛巾卷起来夹在对侧边的腋下（右鼻孔阻塞时，毛巾夹左腋下；左鼻孔阻塞时，毛巾夹在右腋下），通过觉察有意识地调和左右脉的能量平衡。

肩颈僵硬　　情绪压抑　　内心郁闷

释放肩颈压力的伸展练习

　　喉轮和心轮都与我们的上半身有着密不可分的关系。喉咙是身和心两者的沟通管道，喉咙部位所发生的相关症状，大致上都是因为我们不愿意接受事实而产生内在的矛盾，或想对外表达的情绪无法得到释放，不论是正面还是负面，这样的能量累积在喉咙过多时，强硬地吞下不满或压抑，都很容易让颈部和相对的腺体产生过度扩张或萎缩的情况，如果越是将这样的情绪和冲突藏在心里，时间久了，肩膀也就开始紧绷或僵硬了。

　　我们常会用"一肩扛起所有的责任"来表示对事情的态度。当我们过度背负他人的问题或是挑起不属于自己的责任时，僵硬或解决不了的酸痛就会发生在肩膀上。驼背多半是因为承受了过重的困境或是对自己的作为感到内疚；恐惧的时候肩膀也会不自觉地向上提高、往前屈曲，这时内心大多是充满了恐惧和焦虑。

　　紧绷的肩膀意味着你对别人有太多的义务，那么你自己呢？你有将时间留给自己吗？你有关注到自己的问题吗？是不是该通过这样的发现，把某件事或某个人从自己的肩膀上放下来呢？

　　松绑上半身的前提是必须学会回到自己的立场与身上，如实地面对自己，给予自己所需要的，学会放下、学会放手，你将会发现，长期困扰你的肩颈酸痛会不治而愈。

释放肩颈压力的伸展练习

手臂延展停留

1 左手反掌背在背后，右手往斜
上方高举，肩膀远离耳朵。

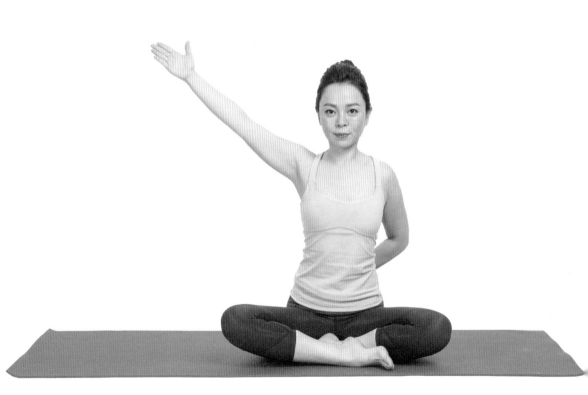

2 随着吸气，将身体与右手往右边扭转，
并在此动作保持 3 个呼吸，把气送到右
边的胸部与背部，放松紧绷的位置。

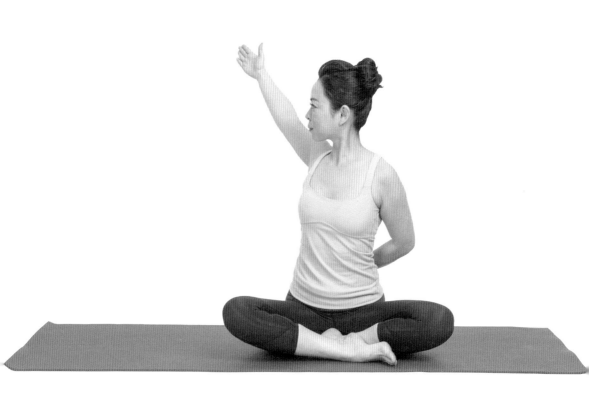

3　吸气，将手与身体带回中间，吐气，将右手放松回到身体侧边。

4　重复步骤 1～4 的动作，练习 5 次，再换边。

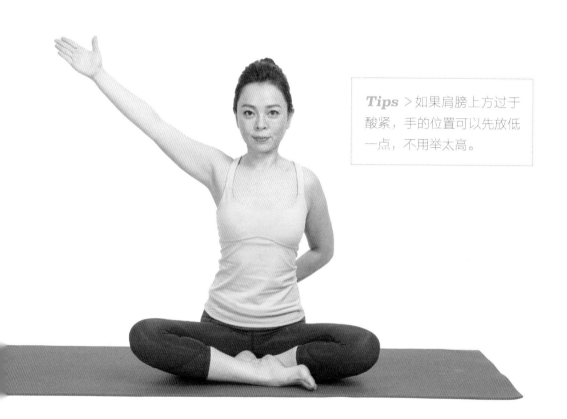

Tips >如果肩膀上方过于酸紧，手的位置可以先放低一点，不用举太高。

释放肩颈压力的伸展练习

肩颈伸展

1 坐姿，双脚弯曲踩在地板上，打开
比肩膀宽。双手反掌放在腰际两
侧，手肘轻靠于大腿。

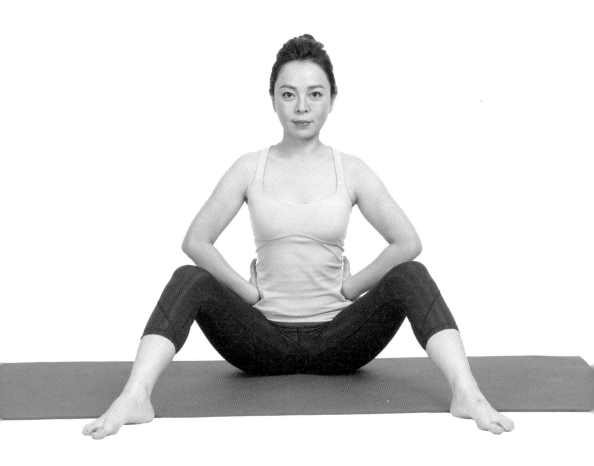

2 分别将左右手的手肘放入大腿内侧，让膝盖内侧卡住手肘的位置。

> **Tips** > 这个动作会伸展到肩膀的上方与后方。

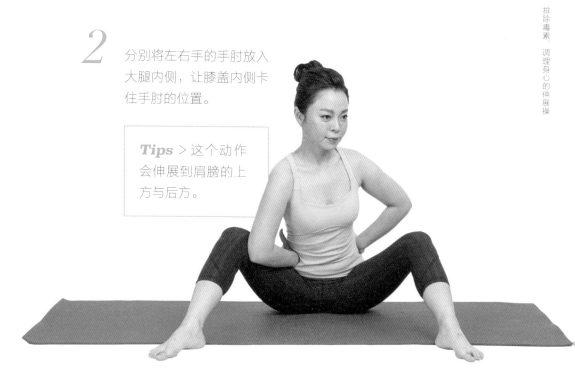

3 低头，放松脖子和脊椎。吸气、吐气再轻轻将大腿往内夹，加深伸展，停留 5 分钟。

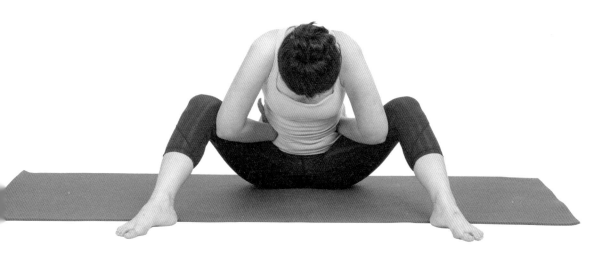

释放肩颈压力的伸展练习

蝴蝶结伸展

1 趴姿，双手打开与肩膀同宽，手肘
贴地，轻轻地将身体推高。

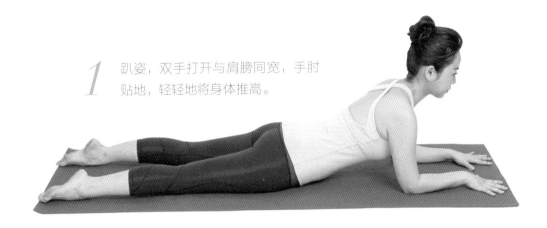

2 将左手心朝上，拉长延展放在右边腋窝
下方，右手往前方伸直放到地板上，让
身体完全趴在地板上，全身放松。

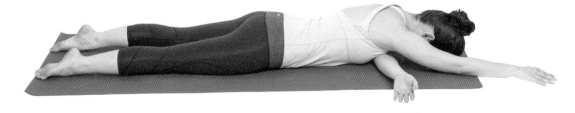

Tips > 如果觉得呼吸困难，或是肩膀、脖子不舒
服，可以将枕头或是瑜伽砖枕在额头下方。

3　将右手往左侧边延展，保持自然的呼吸，
　　原地停留 5 分钟。

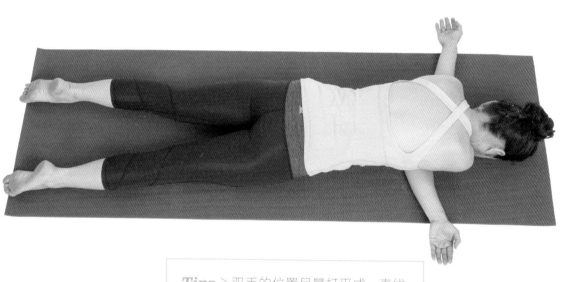

Tips > 双手的位置尽量打平成一直线，
好像用双手打一个蝴蝶结一般。

释放肩颈压力的伸展练习

仰头深呼吸

1 跪姿，膝盖打开与骨盆同宽，脚趾踩地，双手手掌扶在臀部下方或是大腿的后方。

2 吸气，打开胸口，颈椎拉长、仰头，微微地往后弯。放松吐气，低头、下巴靠近胸口，身体再回到跪姿的位置。

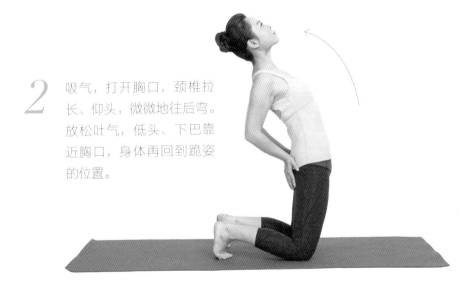

3 吸气，再次打开胸前侧，后方的肩胛骨往中间胸椎的方向集中，颈椎延伸后仰，拉长颈部前侧，吐气，收下巴，身体再回到跪姿的位置。重复这样的吸吐 12 次。

> *Tips* > 让脊椎适时地后仰，会帮助放松各个椎体和刺激脊髓神经，当你后仰的时候，颈部前侧完全地伸展，可以帮助刺激甲状腺体和胸腺。

4 结束后，臀部坐回到小腿上，婴儿式放松休息。

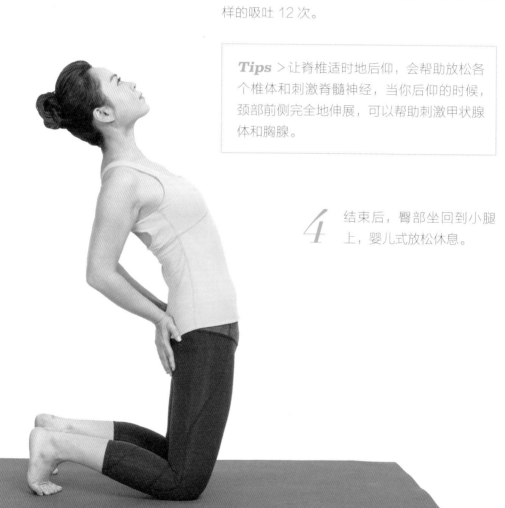

蜜蜂呼吸法

蜜蜂呼吸法（Bhramari Pranayama），可以帮助平静内心，降低紧张、愤怒、焦虑、失眠，同时也可以帮助稳定、降低血压。蜜蜂呼吸法的练习会帮助加快身体组织的愈合，所以常被当作受伤或手术后的复原练习。

蜜蜂呼吸法的练习也可以降低患上咽喉疾病的概率，尤其是甲状腺体，因为在这样一个调息练习中，需要通过声带创造一个特定的声音从而产生共鸣，通过这个音波的震动可以刺激副交感神经系统，帮助肌肉放松，所以蜜蜂呼吸法是一个对身体和心灵都很有帮助的调息练习。

【练习方式】

1 盘坐或是呈舒服的坐姿，脊椎延伸拉长。

2 轻轻闭上眼睛，进行几次深呼吸，嘴巴轻轻地闭上，要注意口腔和牙齿也都要放松。

3 从鼻子平均且均匀地吸气，吸气的长度可以维持 4 秒，吐气的时候发出 "m" 的声音，就好像是蜜蜂拍动翅膀的声响般。持续练习 5 分钟。

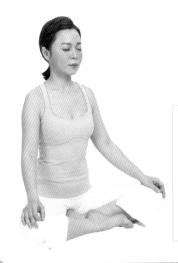

> *Tips* > 一开始先练习让吸和吐的比例一样长，吸气 4 秒、吐气 4 秒，吐完气之后再连接着吸气，一样是在吐气的时候发出像蜜蜂拍动翅膀的声响，声音应该是深沉、平稳和顺畅的。

失眠　恐慌　沮丧　无力

稳定情绪的伸展练习

海底轮的能量往下连结大地，是我们的安全感和原始生存能量的主要来源。海底轮、下腹轮也是我们骨盆的所在处，骨盆位于身体的中央，负责维持脊椎和上半身的稳定，往下又连接双腿，保持我们的行动力，担任连接上半身和下半身的重要环节，因此维持骨盆的正确位置与功能，将是身心健康不可或缺的重要一环。

人的结构好比是一棵大树，双脚是树根，树干是我们的脊椎，而枝叶是我们的双手。想象一下如果这棵大树的根被强风吹起，部分裸露在地表上时，一有风吹草动，整棵树就会摇摇欲坠。同样的道理，当身体的海底轮失衡不稳定的时候，我们就会感到莫名的不安和恐惧、无法相信自己，当这些情绪开始产生时，累积下来就会变成焦虑、忧郁、精神紧张等。

同时也会出现类似的生理现象，例如极度疲倦、失眠、无力、腰酸背痛、没有胃口或是胃口特别好、便秘等，这都是因为内在和大地失去连结所产生的结果，想要得到疗愈，就必须先学会放松，重新和身体做朋友，建立起与自己的良好关系，也可以多到户外走走、脱掉鞋子踩踩草地、环抱大树，这些都是与大地连结的方式。

稳定情绪的伸展练习

连接大地

1 躺姿，膝盖弯曲，双脚打开与骨盆
同宽，双手轻放于身体两侧，掌心
朝上。

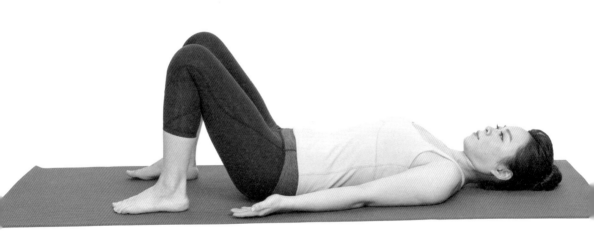

2 吸气，脚掌轻推地板，卷骨盆，
腰先贴地再让骨盆慢慢离开地板，
再将身体微微带起。

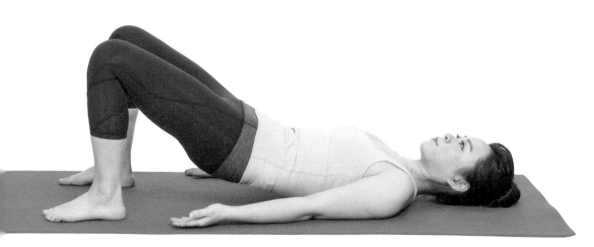

3 持续吸气，继续将身体往上带起，慢慢将
腰椎和胸椎带离地板，自然地把骨盆前侧
平均地推向天空。

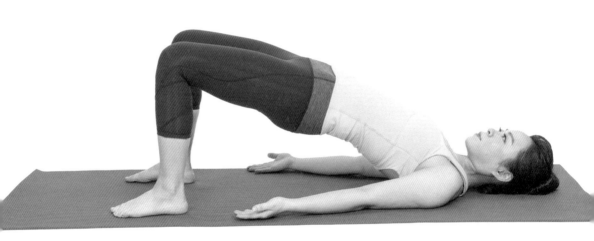

Tips > 骨盆推离地板的同时，感觉双脚往地
板的方向扎根，紧紧地与大地连结。

4 吐气，缓慢地将骨盆底肌群收缩，肚子往内凹，有顺序地从胸口、上背、下背到骨盆，一节一节地贴回到地板上，重复这样的练习 8 次。过程中会感觉到臀部、大腿的微酸感。

> *Tips* > 配合呼吸，专注地感觉骨盆和脊椎两侧一节一节地卷动。

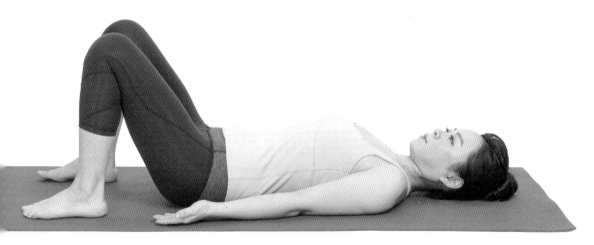

稳定情绪的伸展练习

菱形脚推地

1 躺姿，膝盖弯曲往外侧打开，脚掌互对，呈现菱形。双手轻放于身体两侧，手掌朝上。

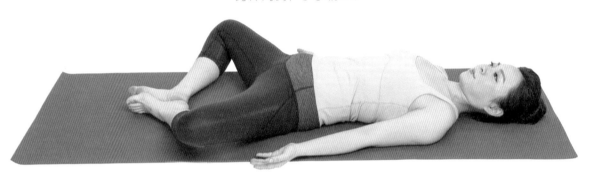

2 吸气预备，吐气，骨盆底肌群收缩，将肚子往内凹，让骨盆与脊椎平稳地离开地板，停留在上面保持1个吸气。

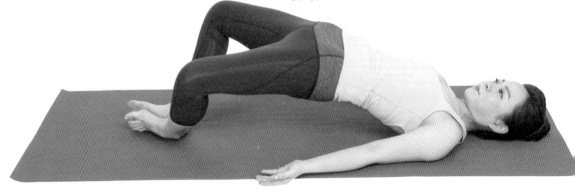

3 吐气，再次收缩骨盆底肌群，平稳地
让脊椎和骨盆平放回地板上。重复这
样的练习至少 8～15 次。

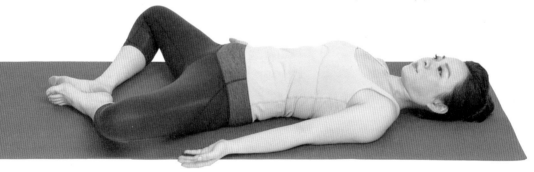

Tips > 配合呼吸，将注意力放在骨盆与脊椎的位
置，细微地感受骨盆与脊椎的稳定移动。

143

稳定情绪的伸展练习

左右开弓

1 蹲姿，膝盖往两侧打开，脚趾朝外侧，双手放在身体中间。

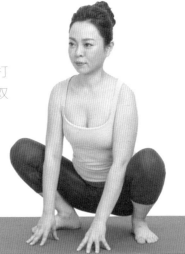

2 左脚往左侧边伸直，脚趾、脚掌朝向天空的方向。这时候会明显地感觉到从骨盆到大腿内侧的伸展。停留在这个位置3～5分钟，保持稳定的呼吸，再换左脚。

替代动作❶

膝盖不舒服，或是无法做蹲姿时，可以让臀部坐在地板上，或是在臀部下方垫瑜伽砖或是厚毛毯。

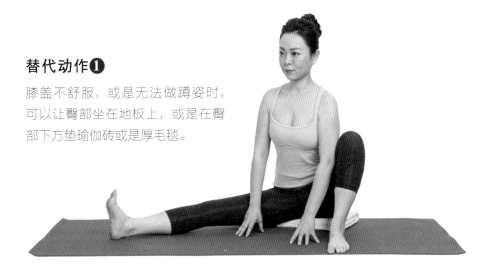

替代动作❷

关节有过度伸展或膝盖后方有感觉到勉强拉扯时，都需要将毛巾卷起，垫在膝盖下方。

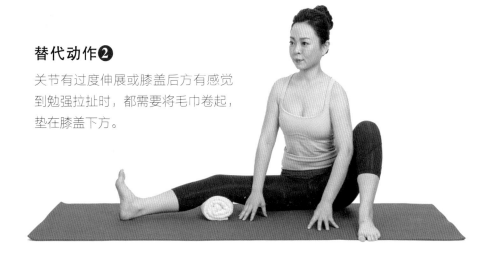

稳定情绪的伸展练习

快乐小婴儿

1 躺姿，将双手环抱双膝并靠近身体。

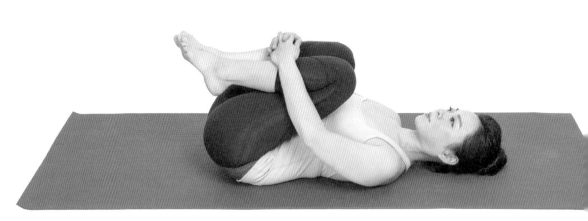

情绪排毒

2 膝盖弯曲，双手抓住脚掌外侧，先轻轻地往左右
两侧滚动，放松骨盆后侧与下背部。找到舒服的
位置后，保持稳定的呼吸停留 5 分钟。

Tips ＞髋关节周围、骨盆底与大腿内
侧的部位，都会有被打开的感觉。

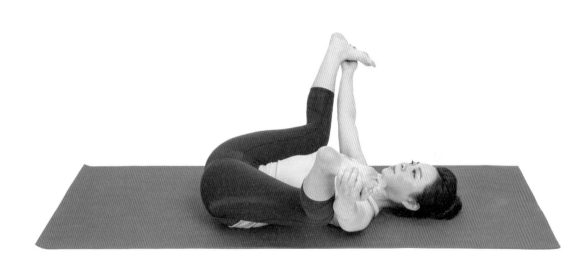

3 结束后，双脚再慢慢地往中间靠拢，抱回
到胸前，环抱自己的双腿轻轻地左右摇
晃，再侧躺至右边，慢慢侧身坐起。

清凉呼吸法

清凉呼吸法（Shitali Pranayama），Shitali 在梵文中是平静的意思，是冷却呼吸法的一种。每天早上练习 15～30 分钟，可以帮助平衡血压和体内的怒气，还可以让头脑保持清晰，加强理解能力。

【练习方式】

❶先将舌头卷起，通过卷起的舌头吸气，吸气的时候会发出"嘶"的声音。
❷吐气时闭上嘴巴，从鼻孔稳定缓慢地把气从两个鼻孔吐出来。

Tips > 吸入的冷空气对眼睛的健康很好，戴眼镜的人可以将眼镜摘下来再进行练习。

喉式呼吸法

喉式呼吸法的梵文为 Ujjaye pranayama，意思是"长期的胜利"，也有挣脱束缚和解放心灵的意思，中文常常会翻译成"喉式呼吸法"或是"胜利呼吸法"，这是一种增加身体热能的呼吸法。

这样的呼吸方式可以让空气在进入下呼吸道前，增加和鼻窦、咽喉部黏膜的摩擦，帮助提高进入身体里气的温度。有意识地去感受每一次的吸气和吐气，在不一样的情绪里面会有不同的呼吸频率，借助稳定当下的呼吸，也可以稳定情绪，专注且有意识地导入温暖的空气进入身体。

【练习方式】

❶先将嘴巴轻轻地闭上，用两个鼻孔进行吸气和吐气。
❷吸吐时，通过喉咙的摩擦，会产生像海浪一样的波浪声。吸气的时候感受气体经过鼻腔、喉咙、气管和肺部，吐气的时候也去感受气体在身体里面做平稳且安定的气体交换。

强化能量的伸展练习

身体是能量，心理是能量，你的灵魂也是能量，不过这三者有什么差别呢？其实，差异只是在不一样的能量形式、不一样的波长、显现与作用在不一样的地方上而已。

身体最粗糙，心理则是自我意识的展现，最后是内在的那个灵魂，也就是灵性本我（至上意识），甚至很多人都不曾感觉到它的存在。这三个能量形式如果能够和谐地运作在一起，你就会是"完整"的，清楚明白地知道自己是谁、想要什么、该往哪里走，不过一旦其中一者失去了原有的平衡，就容易产生身体病痛，或受各种情绪所影响。

脉轮瑜伽的练习，通过放松、呼吸、体位法，可以从动态的伸展中得到专注与放松，是最不耗损能量的练习，也是最容易帮助我们增加能量的方法。在放松的状态里，你的能量不会有所耗损，只是单纯地与当下的身体连结在一起。

打开对内的觉知，放松紧绷的大脑，专注在身体上，与大地连结，吸取大地的能量，享受当下每刻的放松。通过以下的练习，让放松不是一个口号，不是一个特定的姿势，而是一种能量的彻底转换，让脉轮回到平衡，增加能量的方法。

强化能量的伸展练习

开腿前弯

1 坐姿，双脚往两侧打开。

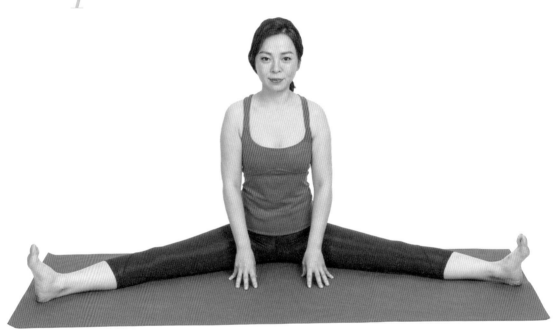

> ***Tips*** > 如果严重驼背或是脊椎无法坐直时，可以在臀部下方垫瑜伽砖或是厚毛毯。如果膝盖部位不舒服，也可以卷一个小毛巾垫在膝盖的下方。

2 吸气，先将脊椎往上延伸，吐气，从髋关节处往前带动身体，微微滚动骨盆往前，让身体往前延展。

> *Tips* > 柔软度好的人，可以将双手手肘撑于地板。

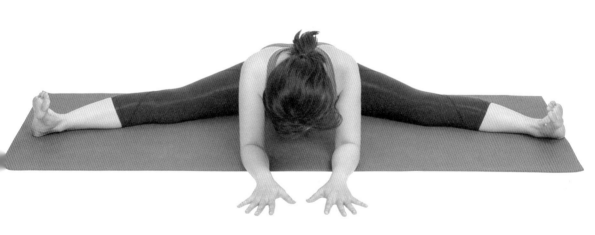

3 吸气回到坐姿，随着自己的呼吸重复此动作 30 次。

强化能量的伸展练习

左右转动

1 坐姿，双手打开，手肘弯曲呈 90°于身体两边，双脚往两侧打开，脚掌脚尖朝上。吸气，脊椎拉长调整坐姿，吐气，让肩膀往下远离耳朵。

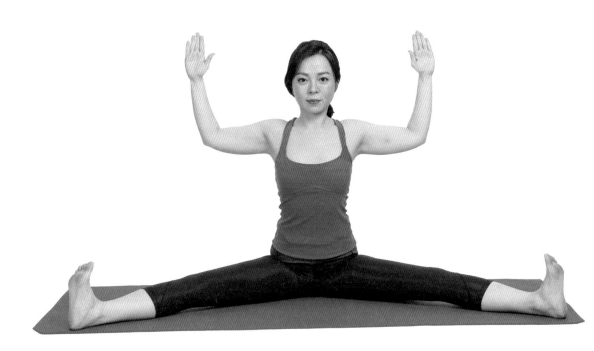

2 吸气，上半身往右侧带动，吐气，再马上往左侧带动，
配合吸气和吐气的节奏，将上半身和双手同时往左右两
边转动。左右带动为 1 次，共做 10 次。

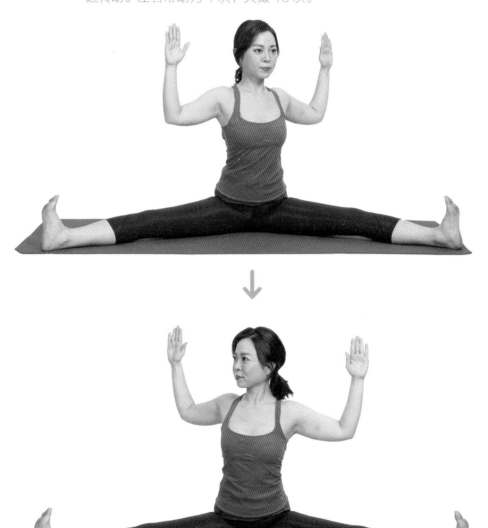

3 结束后双手回到膝盖或大
腿上方，调节呼吸。

强化能量的伸展练习

前后摇坐

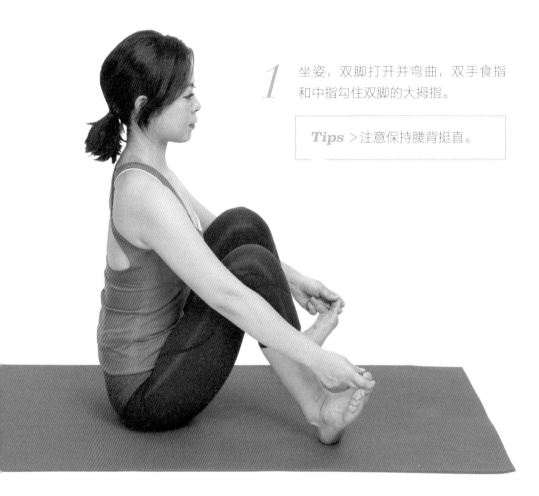

1 坐姿，双脚打开并弯曲，双手食指和中指勾住双脚的大拇指。

> ***Tips*** > 注意保持腰背挺直。

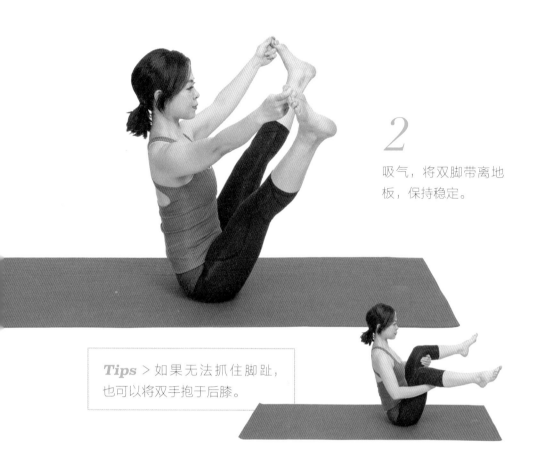

2

吸气，将双脚带离地板，保持稳定。

Tips > 如果无法抓住脚趾，也可以将双手抱于后膝。

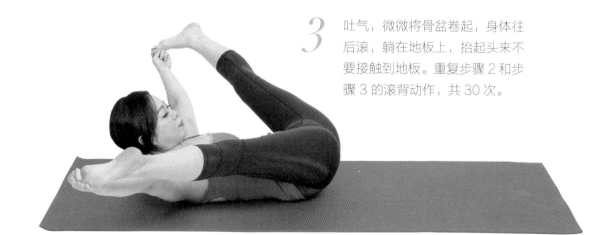

3

吐气，微微将骨盆卷起，身体往后滚，躺在地板上，抬起头来不要接触到地板。重复步骤 2 和步骤 3 的滚背动作，共 30 次。

强化能量的伸展练习

脊椎延伸放松式

1 四足跪地，手掌位于肩膀正下方，膝盖位于髋关节的正下方，大腿与小腿呈90°，脚掌踩地。

2 吸气预备，吐气，身体往前带动，手肘贴地，胸、下巴也贴地，骨盆往天空方向延伸。

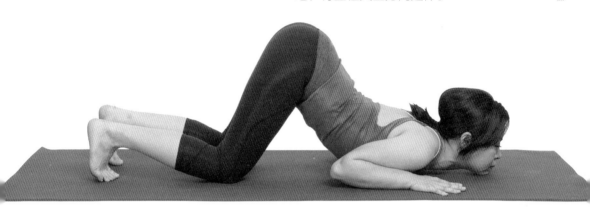

3 吸气，身体往前滑到眼镜蛇式，双手撑地，延伸脊椎，让肩膀远离耳朵。

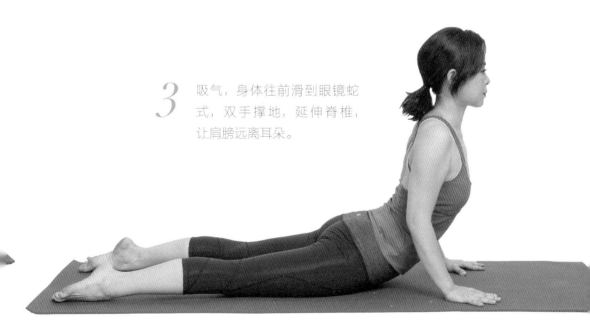

157

4 吐气，脚趾踩地，让身体往上提到下
犬式，将肚皮往内收，感觉骨盆往天
空方向延伸。

Tips > 不要将所有压力放在
手腕上，而是将力量往后到肩
胛骨，所有手掌撑地的动作都
是要从肩胛骨出发。

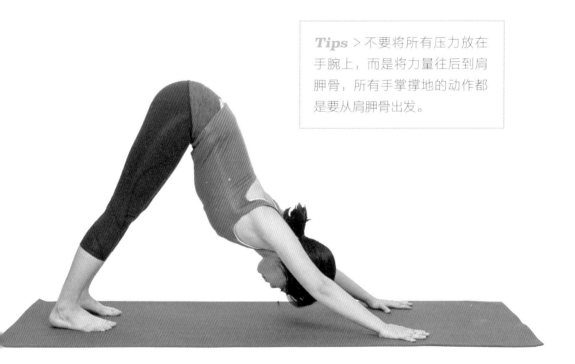

Tips > 脚掌无须勉强完全贴于地板，可以让
膝盖稍微弯曲，骨盆尽量朝天空方向延伸。

5 吸气，回到四足跪姿。再重复步骤
1～4 的动作，共 15 回合。

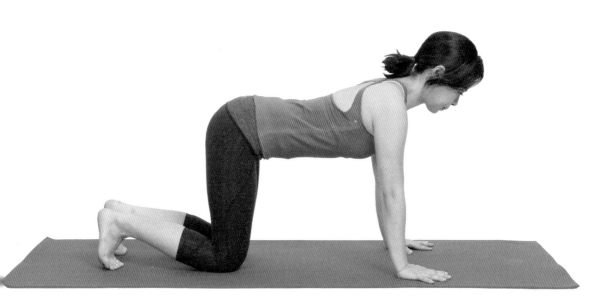

左鼻孔呼吸法

左鼻孔负责左脉（Ida Nadi）的能量，通过左鼻孔呼吸练习，可以稳定情绪、平稳心灵能量，达到平静与放松，平复纷扰的情绪，有助于降低血压。

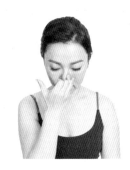

【练习步骤】

❶ 舒服的坐姿。

❷ 用大拇指、无名指轻压右鼻翼，肩膀和手指记得保持放松。利用左鼻孔进行呼吸练习，可以先从吸气 4 秒、吐气 6 秒开始练习，慢慢地增加到吸气 4 秒、吐气 8 秒或者吸气 5 秒、吐气 10 秒，甚至到吸气 6 秒、吐气 12 秒的呼吸比例。

右鼻孔呼吸法

右鼻孔是负责右脉（Pingala Nadi）的能量，也是强化身体机能的能量。利用右鼻孔呼吸法（Surya Bhedan），可以提高消化系统功能、提升神经系统的传导，特别是交感神经系统，这是一种帮助提升身体代谢的呼吸方法。

【练习步骤】

❶ 舒服的坐姿。

❷ 用大拇指、无名指轻压左鼻翼，肩膀和手指记得保持放松。利用右鼻孔进行呼吸练习，可以先从吸气 4 秒、吐气 6 秒开始练习，慢慢地增加到吸气 4 秒、吐气 8 秒或者吸气 5 秒、吐气 10 秒，甚至到吸气 6 秒、吐气 12 秒呼吸比例。

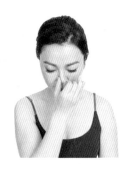

Tips > 如果在练习的过程中感到头昏，请慢慢地结束练习，并试着在下次练习中减少吸和吐的比例，请记住拉长呼吸的长度并不会带来帮助，让自己在基本的练习中带入更深入的感觉更为重要。

知足快乐的伸展练习

上腹轮，是我们离开了生存（海底轮）和生育（下腹轮）这两个领域，来到追求个人特质发展的起点，我们通过这里来吸收和消化这世界带来的所有事情。腹部关乎我们接收、理解和消化，由此吸收到的养分将提供给身体，为身体带来活力。

我们常会听到大家说"所有的不满及委屈都往肚子里吞"，这也是造成上腹轮容易失衡的主要因素。一切负面的情绪和渴望都是从我们的胃部开始酝酿、累积到发酵，哪怕只是一点点的紧张，胃也会敏感地开始焦躁起来，如消化不良、胀气、胃酸过多、便秘、拉肚子等，所有肠胃的问题也都会因此而发生。

腹部的紧绷，往往也是下背疼痛的主因，因为当腹部肌肉紧缩就会连带着往后拉扯包覆在脊椎周围的肌肉，让这些部位也变得很紧绷，长期下来就会让下背痛的症状更加严重。

而松垮的腹部呈现着一种"我不在乎"的态度，暗地掩盖着自己的不快乐和不满足，其实内在的自己非常希望得到他人的肯定与关怀。

上腹轮代表着我们内在的想法和情感，同时也和我们的工作及所做的事有着极大的关系。胃的反应往往更能够引导我们做出正确的选择。试试看，开始练习倾听身体的语言，跟着身体走，你会发现生命有着另一种奇妙的可能。

知足快乐的伸展练习

蝗虫律动

1 趴姿，额头轻点地，双手十
指互扣轻握拳在背后。

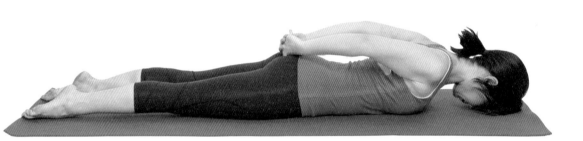

2 吸气，转动肩膀让肩膀远离耳朵，吐气，以腹部为中心，上半身和下半身同时离开地板，吸气，身体再回到地板上，吐气。重复这样以吸气吐气来带动身体的动态律动 15 次。

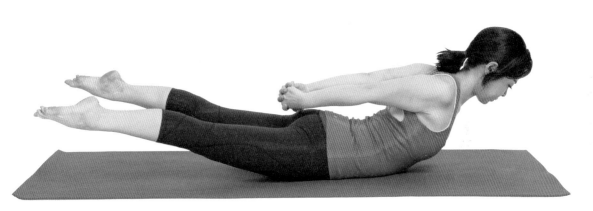

Tips > 如果有腰疼的情况，可在肚子下方垫一条毛巾。

3 鼻子吐气，回到趴姿休息，重复这样的循环共 5 次。

知足快乐的伸展练习

仙人掌转

1 金刚坐姿，双手握空拳，掌心朝上，手肘轻松地悬挂在身体的两侧。

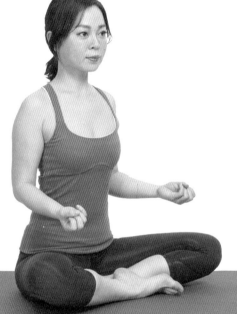

2 稳定骨盘、身体和颈椎，吸气预备，
随着吐气的时候左右转动身体，把
意识放在上腹轮，要有转动肚子的
感觉。左右为一次，重复 10 次。

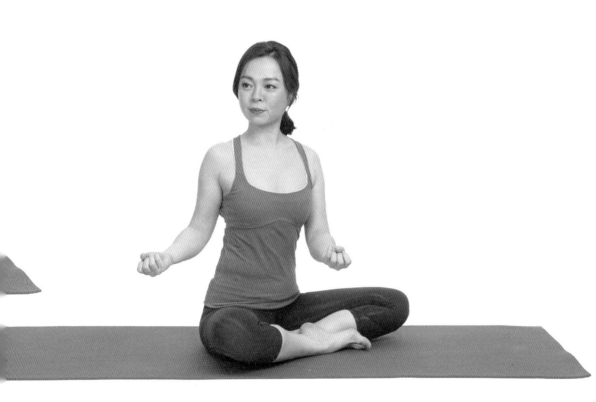

3 将双手弯曲呈 90°，手掌朝向正前方，吸气预备，随着
吐气的时候左右转动身体，把意识放在上腹轮，要有转
动肚子的感觉。左右为一次，重复 10 次。

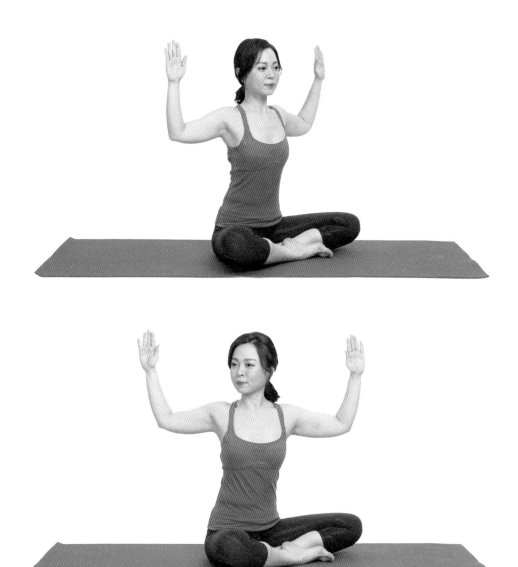

4 拉高双手高举过头，双手呈现Ｖ字形，吸气预备，随着
吐气的时候左右转动身体，把意识放在上腹轮，要有转
动肚子的感觉。左右为一次，重复 10 次。

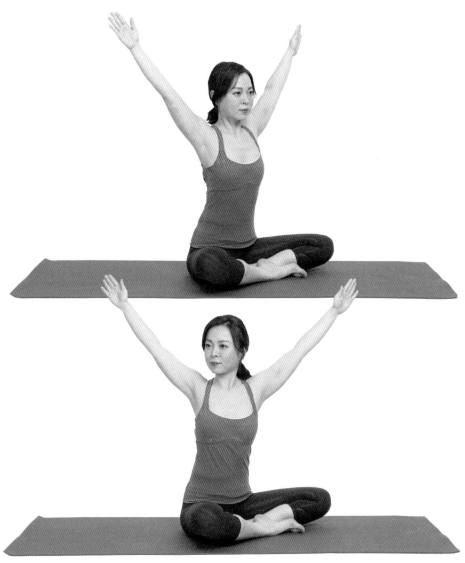

5 重复步骤 1~4 的动作，共 3 次。

知足快乐的伸展练习

眼镜蛇延伸

1 趴姿，双脚打开与骨盆同宽，双手放在胸口的两侧。手肘不外开，轻靠住身体。

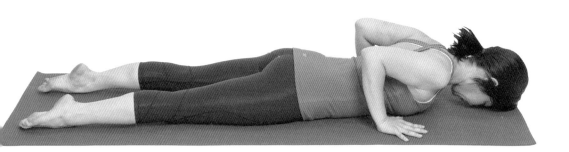

2 吸气，拉长下背部，从下腹部拉长到上腹部，再拉长胸口前侧，肩膀远离耳朵，带起上半身延伸脊椎，眼睛往上看向眉心。

3 吐气，再慢慢地把身体一节一节放回地板。尽量在过程中放慢呼吸，重复这样吸吐的律动 15 次。

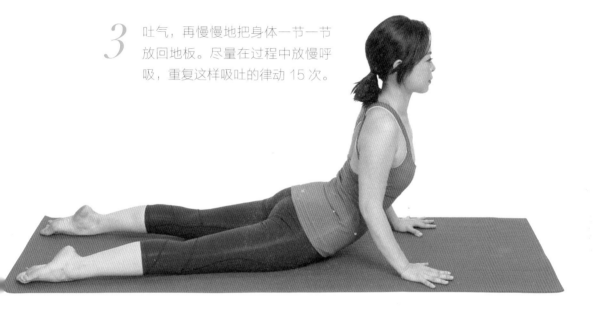

Tips > 不要用手的力气把身体撑起来，而是要有意识地拉长下腹部，从身体的前侧带起上半身。

Tips > 过程中如果感觉腰很酸，可以垫一条小毛巾在骨盆与腹部的部位。

知足快乐的伸展练习

超人起飞

1 趴姿，双手和双脚打开
与肩膀同宽。

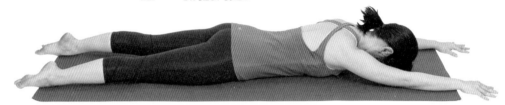

2 吸气预备，吐气，右手左脚延伸拉
长并离开地板，停留数个呼吸。

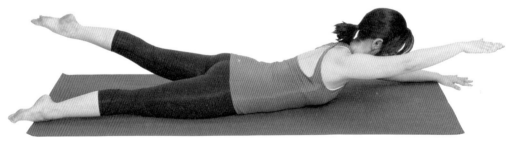

Tips > 稳定腹部核心，而
不是用腰的力气。

Tips > 过程中如果感觉腰酸，可
以在骨盆和腹部下方垫一条毛巾。

3 吐气，右手左脚放回
到地板上。

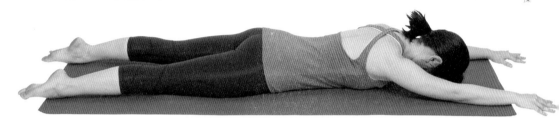

4 吸气预备，吐气，左手右脚延伸拉
长离开地板，停留数个呼吸。

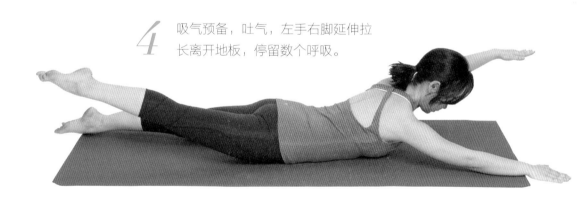

Tips ＞当手脚离开地板时，尽量
往四面八方延伸拉长。

5 吐气，左手右脚再放回到地板上，
重复步骤 1～5，共 15 次。

171

火呼吸法

火呼吸法（Kapalbhati pranayama），Kapala 梵文的意思为头骨，bhati 指的是明灯，所以又称之为"头颅光明呼吸法"。

虽然是呼吸动作，但是在瑜伽练习分类里面是属于一种清洁法，通过呼吸来清洁肺部，可以帮助净化肺部与呼吸系统，并且吸入大量的氧气进入身体，是很好的清洁呼吸方法。

有感冒、感觉昏沉或昏睡症状出现时，利用火呼吸法可以帮助恢复体内平衡。注意，如果是生理期、高血压、怀孕或腹部在 3 个月内有开过刀的人，以及身体虚弱的人，都不适合做这样的呼吸练习。

【练习方式】

通过快速的吐气，收缩并震动腹部（好像被揍了一拳），只要专注在吐气上面带动腹腔的收缩，吸气自然就会在瞬间发生。

> **Tips** >注意用力的地方是在下腹部，上胸部几乎不动，保持脊椎的稳定，吐气发出像擤鼻涕的声音。

为什么需要练习呼吸？

现在的社会，大多数的人都用脑过度，可以连续思考或是说话好几个小时，但这其中往往需要付出代价的是我们的心。当大脑过度活跃而忽略自己的心时，颈部僵硬的情况就会产生，如果大脑能够听从心的声音，那么颈部也不会有紧绷的感觉了。

要让紧绷的大脑放松，我们必须从松绑身体开始，如果身体能够放松，那么也将有能力让大脑放松下来。头痛、思绪混乱、昏沉等，都是大脑使用过度时，身体所发出来的信息，这时候，你需要的是停止所有大脑的活动，单纯地回到你的心、回到你自己的身体上，通过呼吸练习，来帮助平复纷扰的脑波。

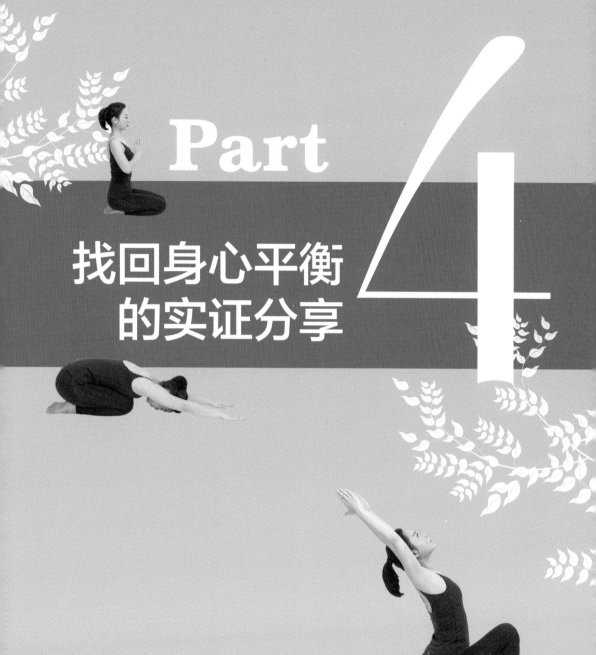

Part 4

找回身心平衡
的实证分享

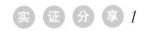

简单地伸展，
找到大口呼吸的舒畅感

五年前在朋友的邀请下，我们一起去体验了王羽暄老师的课程，从来没上过瑜伽课的我，在王羽暄老师亲切的语调引导下，开心地度过了我的瑜伽初体验。因为本来我的筋就比较柔软，一开始做每个体位法练习都可以很轻松地做到，但没想到练习一年左右后，在深入了解每个身体动作正确的位置后，很多当初觉得很容易的动作，突然间都变得有点难。

在王羽暄老师的带领下，每次静下来与自己身体共处的时刻，我开始慢慢地感觉到身体与情绪是互相连结的，当我身体比较紧绷的时候，那阵子心情也比较容易沉闷的，也容易头痛、胃胀气、睡不好，但通过一些伸展练习，将身体打开延展后，会有一种终于可以大口呼吸的舒畅感。

王羽暄老师总是能用最简单的动作，让身体当下得到最需要的效果，这就如同老师常常挂在嘴边的那句话："当简单的动作好好地重复做时，你会发现它其实并不简单。"王羽暄老师的课程重点，不在于动作有多么困难或多么华丽，而是让我们好好地回到自己，好好地面对自己。

舜娴 / 33岁 / 广告业 / 设计指导

2

原来这才是
真正的快乐与放松

跟着王羽暄学习不知不觉也五六年了，她让我懂得如何控制自己的身体，感受到"玩身体"的快乐，也让我在不同的练习尝试中，找到自己身体与内在的对话。

在练习的每个阶段中，王羽暄一直扮演着在背后推着我前进的角色，让我不断地开拓眼界。不仅仅在瑜伽的领域，从皮拉提斯到整脊复健、脉轮能量到芳香疗法，只要能帮助学生回到身心平衡的放松方法，她都勇于去尝试与学习，再融合各家的长处，发展出一套专属于她温和独特又有效的引导方式。

以前我一直觉得自己是个很正向、生活开心、有自信的人，但在王羽暄的引导后，我才知道一直认为的正向与开心，其实只是因为把不开心的情绪埋起来了，那不是真实的快乐，唯有真的放松，把自己的心打开，诚实地面对自己每一个情绪与状况，看见当下的自己，才能获得真正的疗愈。

通过这样的练习，让我真心地爱上瑜伽、爱上自己。

Betty / 31岁 / 广告业 / 创意总监

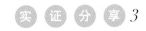

大脑运作更灵活清晰，
专注力提升！

前一天上了拳击有氧课，我的肩颈因此僵硬到落枕，原本只是想从借助拉筋稍做舒缓，没想到得到比拉筋更有趣的体验。

在练习体位法后，加上每个脉轮的"呜、啊、咿"等对应的唱诵，诸多的扭转伸展动作，正好帮我把僵硬的落枕给拉开，疲累紧绷的肩颈，在一呼一吸与梵唱的平缓声音里逐渐放松。练习到上腹轮时的感受特别深刻，感觉到平常收缩严重的胃部肌肉，顺着呼吸缓缓放开来了。

全身放松地躺着，听着老师的声音与口令，从手指、手掌、手肘一一放松……声音忽远忽近、忽大忽小，刚开始意念还能跟上，但慢慢地好像进入到另一个意识里，像是一边睡着、一边听到自己的打呼声（据说呼噜打得很大声……），脑部已经呈现"休眠模式"，五感只剩下耳朵断断续续的作用，手脚已经失去触觉，那段时间除了老师的声音持续传来之外，虽然也不知道老师在说些什么了（因为脑部没有起在作用），就只剩下……空。

当我感觉到眉心上方痒痒的，睁开眼睛，看到另一位老师，她的手停在我的眉心上方，我又闭上眼睛，感觉到身体跟她的手之间有一点气流。随着练习结束，意识逐渐醒来，身体也慢慢被唤醒，坐起来的时候，同学们全都呈现呆滞状态，不大想动。

我知道那种感觉，太熟悉了，那是血清素分泌回收后的空灵状态，是脑内啡，是你经历一段旅程后重返现实世界的适应。我感觉到全身细胞都在微微缩放，如此清晰但又如此晕眩。

这样放空到我换好衣服，一看时间，瞬间清醒！因为接下来的泰文课就快来不及了！而后来也发现那天上泰文课时，脑子无比清晰也无比专心，跟以前工作完拖着又累又倦的身体赶着去上课，总是昏昏欲睡的状态完全不一样！

老师说这是她新研发的"脉轮瑜伽"，我不熟悉脉轮，也没什么慧根体会脉轮能量有没有被开发，不过那天一直到晚上我都还有点微微放空。落枕还是会痛，但疼痛感已经减缓，全身有一种轻飘飘的晕眩，大概真的是脑波进入了低频状态，相当平静的感觉。

Ping / 41岁 / 媒体主管

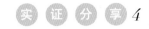

身心被重整了，
感受到平和宁静的能量

在瑜伽课里周游了一圈，发现古老的印度智慧总有那么些道理。王羽暄老师是个有硬底子的老师，一开始和她学习深层放松的课程——那堂课被同学们笑说是睡觉的瑜伽课，不过玩笑归玩笑，对现在很多深受失眠困扰的人来说，能好好睡一觉是一种奢求。在老师的带领下，每次上完课我们身心都有一种被重整过、内心感到无欲无求的平和宁静。

数年之后，老师在课程里加入了"脉轮共振"，其利用不一样的体位法，以不同的音频去振动脉轮，达到放松疗愈的作用，我借此也在瑜伽的世界里，感受到身体所存在的能量。当我闭上眼睛做"蜜蜂呼吸法"，用呼吸共鸣去刺激大脑的松果体时，突然"茫"了起来，我在哪里呢？这奇妙的感觉不知道与松果体是否有关系，不过哲学家与玄学家把它视为思维能力与肉体之间的连接点，也是重要感知能力的第三只眼。

通过很神奇的脉轮共振，在不同的扭转姿势下各自发出"欧、啊、咿"的声音，从海底轮、上下腹轮、心轮、喉轮等不同脉轮来调整能量，骨盆、肩膀和脖子一带会特别疼，虽然意识有些模糊了，但可以感受到身体很直接地传达出它平常受到什么样的对待。

瑜伽是一门"以松打紧"、再"以松打松"的精神哲学与方法，通过深度拉筋，转松肉体的螺丝，再用梵唱的音节频率震荡影响身体能量。此前我就很喜欢梵唱，虽然偶尔唱到最后会有喘不过气的感觉，或是当中感受到有些负面能量升起了，然后又消解了，不过到最后，那样的吟唱的确能让人从心至灵都沉净下来。

躺在瑜伽垫上，是很难形容的"以松打松"，意识若有似无，思绪一下沾着老师的声音，一下又飘远了。万物静寂，身体也渐渐沉寂下来，是醒着也不是醒着，不知多久后，又再次沾到声音，用力眨眨眼睛，回神，原来还在这里，那种感觉是舒服的且懒洋洋的，此刻没有什么念头需要记起，仿佛意识经过重组，平静自足的能量被唤醒。

经过深层身心瑜伽后，所感受到的空、无以及觉知，我很想好好记住这样的感觉，并加以实现，"本来无一物，何处惹尘埃"在我脑中浮起……

人不只在别人的视线里活着，最根本的存在，是你在自己的视线里活着，然而这视线也是一道墙，试着把那样视线关掉时，就会带来清楚的漂浮感与失衡感，这就是"松心"的启动点。

Satie / 永远的 18 岁 / 撰稿人

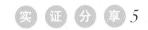 5

简单的练习，只要持续下去，就会变得不简单

我接触瑜伽有 10 年了，上过许多课程，最近已经把上课当成工作出差之余的调息休闲。我上过各种私人课、大小班制等林林总总的课程，回想起数年前认识王羽暄时，我的人生正进入全面的黑暗期，心里常常问自己一个问题，何时才是谷底，会是现在吗？

因为当时以为已经碰触到谷底，是可以反弹的时候，却又只是短暂地停留便又继续往下坠落，经历过像乡土剧般的剧情，亲人的背叛、走法院、上新闻、遇上火灾等，内心不断地重复放下与放弃的声音，尽管什么不好的事都被我遇上了，面对这些纠结，我并没有力气与心思去多做应变，当时除了工作之外，就是持续上王羽暄的课，几年过去了，这一切在去年终于明朗天晴了，许多事物都转变了。

这几年，她像风一样带领我去看见、去体会自身的本质，而并非只有外在看到的样子，她教我接受自己本来的面貌。练习中，没有很多的动作，没有飞天遁地，只是简单的动作不断地练习，有时只是呼吸上的改变，有时从嘴中发出一个单音，或者只是一个动作做长时间的停留，通过这些练习，发现那个

内在的变化，慢慢回到简单的自己，感觉内心的能量得到整理，知觉提升了，意识转变了，情绪转换了，旧习性被消化了，留下的只有平静。

每天所遇见的人、事、物、身体状况、情绪都不同，也许会不知不觉地背着不同情绪包袱，这些都是一点一滴累积起来的，通过脉轮能量的练习、简单的呼吸就可以将不好的情绪排掉，慢慢地就清空了，有如池中的杂质沉淀了、排出了，鱼儿自然就浮现了。将练习后的那份宁静延伸到日常，让生活也变得透明轻盈起来。

王羽暄人很小，心却很大，充满了爱与温柔，她用身体不断尝试各种事物，一股傻劲儿地求知求解、不断碰撞。而我也通过瑜伽这个"GPS"，找到了指引我心灵回家的路。

Charles / 47岁 / CEO